·执业药师资格考试通关系列·

中药学综合知识与技能
押题秘卷+精解

执业药师资格考试命题研究组　编

全国百佳图书出版单位
中国中医药出版社
·北京·

图书在版编目（CIP）数据

中药学综合知识与技能押题秘卷＋精解/执业药师资格考试命题研究组编.—北京：中国中医药出版社，2021.3

执业药师资格考试通关系列

ISBN 978－7－5132－6528－7

Ⅰ.①中…　Ⅱ.①执…　Ⅲ.①中药学－资格考试－题解　Ⅳ.①R28－44

中国版本图书馆CIP数据核字（2020）第223629号

中国中医药出版社出版

北京经济技术开发区科创十三街31号院二区8号楼

邮政编码　100176

传真　010－64405721

山东临沂新华印刷物流集团有限责任公司印刷

各地新华书店经销

开本 787×1092　1/16　印张 6.75　字数 191 千字

2021 年 3 月第 1 版　2021 年 3 月第 1 次印刷

书号　ISBN 978－7－5132－6528－7

定价　49.00 元

网址　www.cptcm.com

答　疑　热　线　010－86464504

购　书　热　线　010－89535836

维　权　打　假　010－64405753

微信服务号　zgzyycbs

微商城网址　https://kdt.im/LIdUGr

官方微博　http://e.weibo.com/cptcm

天猫旗舰店网址　https://zgzyycbs.tmall.com

如有印装质量问题请与本社出版部联系（010－64405510）

版权专有　侵权必究

使用说明

为进一步贯彻人力资源和社会保障部、国家药品监督管理局关于执业药师资格考试的有关精神，配合新版考试大纲的实施，满足广大考生学习、备考和能力提升的需求，顺利通过国家执业药师资格考试，我们组织高等医药及中医药院校相关学科的优秀教师团队，依据国家执业药师资格认证中心最新考试大纲（第八版）编写了《执业药师资格考试通关系列》丛书。

本书含6套标准试卷，紧扣最新版考试大纲，科学反映医药学科发展，根据历年真卷筛选重要考点，严格测算考点分布，结合考情变化精选试题，设计试卷，力求让考生感受到最真实的执业药师资格考试命题环境，使考生在备考时和临考前能够全面了解自身对知识的掌握情况，做到查缺补漏、有的放矢。在本书最后，对部分相对较难的考题附有解析，方便考生对照复习。通过6套试卷的练习，考生可熟悉考试形式、掌握考试节奏、适应考试题量、巩固薄弱环节，确保顺利通过考试。

目　　录

■ 中药学综合知识与技能押题秘卷（一）（共 10 页）

■ 中药学综合知识与技能押题秘卷（二）（共 10 页）

■ 中药学综合知识与技能押题秘卷（三）（共 10 页）

■ 中药学综合知识与技能押题秘卷（四）（共 10 页）

■ 中药学综合知识与技能押题秘卷（五）（共 10 页）

■ 中药学综合知识与技能押题秘卷（六）（共 10 页）

■ 中药学综合知识与技能押题秘卷答案与解析（共 28 页）

试卷标识码:

执业药师资格考试

中药学综合知识与技能
押题秘卷（一）

考生姓名：_____

准考证号：_____

工作单位：_____

一、最佳选择题

答题说明

共40题,每题1分。每题的备选项中,只有1个最符合题意。

1. 内外环境的统一性和机体自身整体性的思想,称为
   A. 整体观念
   B. 辨证论治
   C. 阴阳学说
   D. 五行学说
   E. 精气学说

2. 下列疾病现象中属于阴的是
   A. 面色鲜明
   B. 咳声有力
   C. 脉象滑数
   D. 声低气微
   E. 脉象洪大

3. 肠中有湿热时大便的特点是
   A. 便稀薄如水样,夹有不消化食物
   B. 便如黏冻,夹有脓血
   C. 稀溏如糜,色深黄而黏
   D. 先便后血
   E. 先血后便

4. 某男,32岁。大便艰涩,腹痛拘急,胀满拒按,胁下偏痛,手足不温,呃逆呕吐。舌苔白腻,脉弦紧。证属冷秘。应选择的基础方剂是
   A. 温脾汤合半硫丸
   B. 黄芪汤
   C. 六磨汤
   D. 麻子仁丸
   E. 四君子汤

5. 下列选项中,属于胸痹主症的是
   A. 胸部闷痛,甚则胸痛彻背
   B. 自觉心中悸动不安,心搏异常
   C. 咳嗽,胸痛,脓血痰
   D. 胸胁胀痛,持续不解,多伴有咳唾
   E. 心下有气攻冲作痛

6. 某男,69岁。猝然心痛如绞,心痛彻背,喘不得卧,伴形寒,手足不温,冷汗自出,胸闷气短,心悸,面色苍白。舌质紫暗,苔薄,脉沉紧。应选择的基础方剂是

   A. 补阳还五汤
   B. 血府逐瘀汤
   C. 瓜蒌薤白半夏汤
   D. 枳实薤白桂枝汤
   E. 生脉散合人参荣汤

7. 下列哪项不是引起乌头类药物中毒的原因
   A. 药物生用
   B. 皮肤接触
   C. 服用过量
   D. 煎煮过短
   E. 与酒同服

8. 延胡索与何种西药制成注射液,止痛效果明显增强
   A. 速尿
   B. 阿托品
   C. 青霉素
   D. 氨茶碱
   E. 氢化可的松

9. 调配中药时,每一剂的重量误差应控制在
   A. ±1%以内
   B. ±2%以内
   C. ±3%以内
   D. ±4%以内
   E. ±5%以内

10. 某男,7岁。食欲减退,厌恶进食,食量减少。中医诊断为
    A. 积滞
    B. 厌食
    C. 泄泻
    D. 胃痛
    E. 反胃

11. 中药发生不良反应的机体因素不包括
    A. 个体差异
    B. 年龄
    C. 性别
    D. 种族
    E. 工作

12. 某女,68岁。因服用祛风止痛片出现口舌麻木,首先应
    A. 导泻
    B. 停药
    C. 洗胃
    D. 吸氧
    E. 催吐
13. 下列关于感冒的用药注意和健康指导说法错误的是
    A. 服药后宜以遍身大汗为度
    B. 忌辛辣、生冷、油腻食物
    C. 忌用补敛之品,以免留邪
    D. 冬春之际注意防寒保暖
    E. 使用感冒药要注意中病即止
14. 因含有毒物质巴豆,老年人不宜久服和多服的中成药是
    A. 三物备急丸
    B. 舒风定痛丸
    C. 牛黄清心丸
    D. 六神丸
    E. 舟车丸
15. 可参考喘证辨证论治的西医疾病是
    A. 上呼吸道感染
    B. 多种神经症
    C. 慢性肾脏疾病
    D. 肺源性心脏病
    E. 胃食管反流病
16. 关于尿沉渣结晶异常,下面说法不正确的是
    A. 磷酸盐结晶常见于pH碱性的感染尿液
    B. 尿酸盐结晶常见于痛风
    C. 大量的草酸盐结晶提示严重的慢性肾病
    D. 脂肪醇结晶见于黄疸、急性肝萎缩、肝癌、肝硬化、磷中毒等患者的尿液中
    E. 胱氨酸结晶可见于胱氨酸尿的患者
17. 可参考胸痹辨证论治的西医疾病是
    A. 高血压病
    B. 支气管炎
    C. 冠心病
    D. 支气管扩张症
    E. 病毒性肺炎
18. 某男,28岁。疖常发于全身任何部位,发热,局部红赤肿胀,灼热疼痛为主,随肿势渐增大,中央变软、波动,脓栓形成或破溃,疼痛加剧,伴有口渴、便干、尿黄。舌苔黄,脉滑数。证属湿毒蕴结。宜选用的治法为
    A. 清热解毒
    B. 清热利湿,解毒透脓
    C. 凉血清热解毒
    D. 散风清热,化痰消肿
    E. 消暑化湿解毒
19. 世界卫生组织要求各成员国将药品不良反应报告的期限是
    A. 1个月
    B. 2个月
    C. 3个月
    D. 4个月
    E. 5个月
20. 直接影响药物治疗的安全性和有效性,影响患者心情的是
    A. 药房调剂服务质量的优劣
    B. 药品的质量问题
    C. 药品的数量问题
    D. 用药后发生严重的不良反应
    E. 价格异议
21. 下面哪一项不是患者用药咨询的主要内容
    A. 不良反应
    B. 适应病证
    C. 注射剂配置溶媒
    D. 用药剂量
    E. 药品价格
22. 妊娠妇女体温上升多少摄氏度就可以导致胎儿畸形
    A. 0.5℃
    B. 1.0℃
    C. 1.5℃
    D. 2.0℃
    E. 2.5℃
23. 某男,29岁。因暴饮暴食,出现厌食,脘腹胀痛。医师处方中有焦四仙,应付
    A. 焦神曲,焦稻芽,焦麦芽,焦山楂
    B. 焦槟榔,焦稻芽,焦麦芽,焦山楂
    C. 焦神曲,焦谷芽,焦槟榔,焦山楂

D. 焦神曲,焦麦芽,焦槟榔,焦山楂
E. 焦神曲,焦栀子,焦槟榔,焦麦芽

24. 某男,6岁。不思进食,食少饮多,皮肤失润,大便偏干,小便短黄,烦躁少寐,手足心热。舌红少津,苔少,脉细数。证属脾胃阴虚。宜选用的中成药是
    A. 健儿消食口服液
    B. 参苓白术散
    C. 健脾消食丸
    D. 小儿消食片
    E. 儿宝颗粒

25. 某男,25岁。颜面、胸背皮肤油腻,皮疹红肿疼痛,或有脓疱;伴口臭,便秘,溲黄。舌质红,苔黄腻,脉滑数。证属胃肠湿热。宜选用的中成药是
    A. 黄连上清丸
    B. 金花消痤丸
    C. 连翘败毒丸
    D. 消风散
    E. 补中益气丸

26. 某男,45岁。患有消化性溃疡,服用制酸剂时可与何方同用
    A. 人参汤
    B. 六君子汤
    C. 小青龙汤
    D. 小柴胡汤
    E. 半夏泻心汤

27. 下列关于小儿厌食的健康指导说法错误的是
    A. 根据不同年龄给予富含营养,易于消化,品种多样的食品
    B. 少食肥甘厚味、生冷坚硬等不易消化食物,鼓励多食蔬菜及粗粮
    C. 纠正不良饮食习惯,不偏食、挑食,不强迫进食,饮食定时定量,荤素搭配
    D. 应先给予高营养食物
    E. 饭菜多样化,讲究色香味,以促进食欲

28. 浸泡饮片时,一般水量应高于药面
    A. 1~2cm
    B. 2~4cm
    C. 2~5cm
    D. 5~8cm
    E. 6~10cm

29. 复方甘草口服液中含有
    A. 维生素 C
    B. 克仑特罗
    C. 安乃近
    D. 维生素 E
    E. 阿片酊

30. 某女,32岁。患有精神分裂症,医师处方有氯氮平,可与氯氮平合用的是
    A. 苓桂术甘汤
    B. 石麦汤
    C. 补中益气汤
    D. 逍遥散
    E. 芍药甘草汤

31. 中药材气调养护技术的中心环节是在密闭的容器内
    A. 使用气帘
    B. 控制温度
    C. 控制湿度
    D. 环境消毒
    E. 控制氧的浓度

32. 藏医八性中源于火元的是
    A. 凉、钝
    B. 热、锐
    C. 重、腻
    D. 轻、糙
    E. 热、腻

33. 某男,24岁。天气突然转冷,衣着单薄,致左上腹部暴痛,喜温恶寒,得温痛减,口和不渴,恶心欲吐。舌质淡,舌苔薄白,脉弦紧。中医诊断是
    A. 胸痹
    B. 痞满
    C. 胃痛
    D. 腹痛
    E. 嘈杂

34. 某男,32岁。胃痛暴作,喜温恶寒,得温痛减,口和不渴,喜热饮。舌淡,苔薄白,脉弦紧。证属寒邪客胃,应首选的中成药是
    A. 良附丸
    B. 附子理中丸
    C. 沉香化滞丸
    D. 舒肝健胃丸

E. 木香槟榔丸

35. 某女,36岁。经行或先或后,量少,色淡暗,质稀薄。证属肾虚。宜选用的方剂是
   A. 逍遥散
   B. 丹栀逍遥散
   C. 膈下逐瘀汤
   D. 固阴煎
   E. 大补元煎

36. 我国东南地区多用辛凉解表,西北地区则常用辛温解表,所体现的治则是
   A. 既病防变
   B. 治病求本
   C. 因人制宜
   D. 因时制宜
   E. 因地制宜

37. 某男,54岁。头晕、眼花,如坐车船,旋转不定,不能站立,恶心、呕吐、汗出、面色苍白,其中医诊断为
   A. 头痛
   B. 眩晕
   C. 咳嗽
   D. 喘证
   E. 感冒

38. 中药饮片如贮藏不当,会发出油败气味,此种现象为何种变异
   A. 潮解
   B. 风化
   C. 虫蛀
   D. 泛油
   E. 气味散失

39. 易虫蛀的常见剂型是
   A. 蜜丸
   B. 片剂
   C. 栓剂
   D. 颗粒剂
   E. 胶囊剂

40. 药店的某一列中药斗谱排列如图所示。该斗谱中,因排列不合理需调整的斗谱组合是

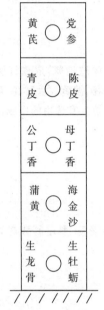

   A. 黄芪与党参
   B. 青皮与陈皮
   C. 公丁香与母丁香
   D. 蒲黄与海金沙
   E. 生龙骨与生牡蛎

二、配伍选择题

答题说明

共50题,每题1分。题目分为若干组,每组题目对应同一组备选项,备选项可重复选用,也可不选用。每题只有1个备选项最符合题意。

[41~43]
   A. 时行感冒
   B. 风热感冒
   C. 风寒感冒
   D. 暑湿感冒
   E. 气虚感冒

41. 清瘟解毒饮可治疗的感冒是
42. 参苏饮可治疗的感冒是
43. 荆防败毒散可治疗的感冒是

[44~45]
   A. 了解病情的轻重和病情的进退

B. 了解津液的变化
C. 了解正邪斗争消长的情况
D. 了解胃气的有无
E. 了解病性的寒热

44. 从舌苔的厚薄可
45. 从苔色的黄白可

[46~47]
A. 曲直
B. 润下
C. 稼穑
D. 炎上
E. 从革

46. 金的特性为
47. 水的特性为

[48~50]
A. 2~10℃
B. 20℃以上
C. 25℃以上
D. 40℃以上
E. 60℃

48. 含挥发油的饮片烘烤时温度不宜超过
49. 害虫停止发育、繁殖的温度是
50. 低温养护法的温度是

[51~53]
A. 柏子仁和酸枣仁
B. 炙黄芪和炙甘草
C. 浙贝母和川贝母
D. 天葵子和冬葵子
E. 阿魏和没药

某药店的部分中药斗谱图排列如下:

柏子仁	酸枣仁	炙黄芪	炙甘草	浙贝母	川贝母	天葵子	冬葵子	阿魏	没药
○		○		○		○		○	

51. 因气味恶劣,不宜与其他饮片装于同一药斗中,需要调整斗谱位置的是
52. 因饮片外观性状相似易引起混淆,需要调整斗谱位置的是
53. 因药名相近,但性味功效不同而不能排列在一起的是

[54~56]
A. 除湿养护法
B. 密封养护法
C. 对抗贮存法
D. 低温养护法
E. 高温养护法

54. 梅雨季节来临时,哈士蟆油贮存属于
55. 冬虫夏草贮存时喷洒少量95%药用乙醇密封养护,属于
56. 花椒等对热敏感的饮片贮存属于

[57~58]
A. 陈香橼
B. 香白芷
C. 明天麻
D. 炒山药
E. 田三七

57. 与产地相关的中药名称是
58. 与炮制相关的中药名称是

[59~60]
A. 肉桂
B. 番泻叶
C. 板蓝根
D. 苍耳子
E. 麻黄

59. 服用过量可能出现血尿的是
60. 毒性成分为苍术苷的是

[61~63]
A. 变态反应
B. 致畸作用
C. 后遗作用
D. 致突变作用
E. 特异质反应

61. 患者使用苍耳子出现的剥脱性皮炎,属于
62. 服用大黄后,患者短期内出现的食欲减退等消化道症状,属于
63. 遗传性葡萄糖-6-磷酸脱氢酶缺陷的患者食用新鲜蚕豆出现的急性血管内溶血,属于

[64～66]
   A. 40～60分钟
   B. 20～30分钟
   C. 15～20分钟
   D. 10～15分钟
   E. 5分钟
64. 解表药的一煎时间为
65. 滋补药的一煎时间为
66. 一般中药的一煎时间为

[67～69]
   A. 失神
   B. 假神
   C. 神乱
   D. 有神
   E. 少神
67. 某男,40岁。表情淡漠、寡言少语、闷闷不乐,继则精神呆滞、哭笑无常。证属
68. 某男,65岁。原来不欲言语、语声低微、时断时续,突然转为言语不休。证属
69. 某男,63岁。目光晦暗、瞳仁呆滞、神情萎靡、反应迟钝、呼吸气微。证属

[70～72]
   A. 乌贼骨
   B. 通脱木
   C. 冬桑叶
   D. 龙衣
   E. 仙灵脾
70. 通草的别名是
71. 蛇蜕的别名是
72. 淫羊藿的别名是

[73～75]
   A. 风寒袭肺
   B. 风热犯肺
   C. 风燥伤肺
   D. 痰热壅肺
   E. 肺肾阴虚
73. 某男,57岁。咳嗽声重,气急,咽痒,咳痰稀薄色白,鼻塞、流清涕、头痛、肢体酸楚。舌苔薄白,脉浮紧。中医辨证为
74. 某女,47岁。干咳,连声作呛,咽痒、咽喉干痛,唇鼻干燥,口干,无痰,鼻塞、头痛、微寒、身热。舌质红而少津,苔薄黄,脉浮数。中医辨证为
75. 某男,34岁。咳嗽频剧,气粗,咳声嘎哑,咳痰不爽,痰黏稠,喉燥咽痛,口渴,鼻流黄涕,头痛、肢楚、恶风身热。舌边尖红,苔薄黄,脉浮数。中医辨证为

[76～77]
   A. 斑蝥
   B. 麻黄
   C. 罂粟壳
   D. 大黄
   E. 艾叶
76. 有大毒的饮片是
77. 须按麻醉药品管理的中药是

[78～79]
   A. 气滞血瘀
   B. 肾虚血少
   C. 阳虚内寒
   D. 肝郁血热
   E. 气血虚弱
78. 某女,25岁。经前小腹胀痛拒按,经血量少,经行不畅,经色紫暗有块,块下痛减,胸胁、乳房作胀。舌紫暗,脉弦涩。中医辨证为
79. 某女,27岁。经期小腹隐痛喜按,或小腹空坠不适,月经量少、色淡、质清稀;面色无华,头晕心悸,神疲乏力。舌淡,脉细无力。中医辨证为

[80～81]
   A. 心
   B. 肝
   C. 脾
   D. 肺
   E. 肾
80. 惊恐过度伤
81. 大怒伤

[82～83]
   A. 采时类

B. 气味类
C. 产地类
D. 炮制类
E. 修治类

82. 香白芷属于
83. 冬桑叶属于

[84~85]
A. 紫丹参
B. 香白芷
C. 江枳实
D. 嫩桂枝
E. 九孔石决明

84. 医生对产地提出要求的药名是
85. 医生对品质提出要求的药名是

[86~87]
A. 阿胶
B. 石膏
C. 钩藤
D. 栀子
E. 雷丸

86. 使用中药时,需研末冲服的饮片是
87. 使用中药时,需烊化的饮片是

[88~90]
A. 血虚
B. 血瘀
C. 阳水
D. 津液不足
E. 阴水

88. 某男,45岁。口渴咽干,唇燥舌干少津,皮肤干燥,小便短少,大便干结,脉多细数。辨析其证候是
89. 某男,56岁。发病急,来势猛,先见眼睑头面,上半身肿甚。辨析其证候是
90. 某女,52岁。发病较缓,足部先肿,腰以下肿甚,按之凹陷。辨析其证候是

三、综合分析选择题

答题说明

共20题,每题1分。题目分为若干组,每组题目基于同一个临床情景、病例、实例或者案例的背景信息逐题展开。每题的备选项中,只有1个最符合题意。

[91~94]
患者,女,41岁。不寐多梦,甚则彻夜不眠,急躁易怒,伴头晕头胀,目赤耳鸣,口干而苦,不思饮食,便秘溲赤。舌红苔黄,脉弦而数。诊断为不寐。

91. 该患者可辨证为
A. 肝火扰心证
B. 痰热扰心证
C. 心脾两虚证
D. 心肾不交证
E. 心胆气虚证

92. 可选择的治法是
A. 清化热痰,和中安神
B. 补益心脾,养血安神
C. 滋阴降火,交通心肾
D. 疏肝泻火,镇心安神
E. 益气镇惊,安神定志

93. 可选择的方剂是

A. 安神定志丸
B. 六味地黄丸
C. 归脾汤
D. 黄连温胆汤
E. 龙胆泻肝汤

94. 关于不寐的健康指导,说法错误的是
A. 晚餐要清淡,不宜过饱
B. 忌饮浓茶、喝咖啡及吸烟
C. 平时可以选用玫瑰花、龙眼肉、酸枣仁、百合、莲子肉等药食两用的食物代茶饮或煮粥喝,以辅助调理睡眠
D. 建立有规律的作息制度,从事适当的体力活动或体育锻炼,增强体质,持之以恒,促进身心健康
E. 床铺要舒适,卧室不要有光亮,并努力减少噪音,去除各种可能影响睡眠的外在因素

[95~96]

某女,56岁。因颈椎、腰椎疼痛服用仙灵骨葆胶囊,每日2次,每次3粒,约2个月后出现眼黄、尿黄、乏力、纳差。查肝生化指标:总胆红素(STB)63.1μmol/L,谷氨酸氨基转移酶(ALT)832U/L、门冬氨酸氨基转移酶(AST)744U/L;查肝炎病毒学、自身免疫性肝炎指标,均呈阴性。停用仙灵骨葆胶囊,给予保肝对症治疗。2周后肝功能逐步恢复正常。查阅患者病历,患者2年前服用该药20天,也曾出现相同症状。

95. 该患者肝功能异常的不良反应与仙灵骨葆胶囊之间的因果关系应评价为

 A. 很可能

 B. 可能

 C. 可能无关

 D. 肯定

 E. 无法评价

96. 仙灵骨葆胶囊常见的不良反应不包括

 A. 胃肠系统损害

 B. 皮肤及其附件损害

 C. 肾功能损伤

 D. 中枢及外周神经系统损害

 E. 肝功能异常

[97~98]

某男,63岁。气虚喘促,呼多吸少,动则喘甚,汗出,四肢不温,恶风寒,面部虚浮,舌质淡,脉虚弱。

97. 根据中医诊法理论与实践,本病例所见四肢不温、恶风寒的病机分析是

 A. 气虚

 B. 阳虚

 C. 血虚

 D. 阴虚

 E. 气逆

98. 四诊合参,本病例的中医辨证是

 A. 肾不纳气

 B. 肾气不固

 C. 肾精不足

 D. 肾阳虚

 E. 肾阴虚

[99~100]

2015年5月3日,某医师发现一类中药药品不良反应,然后迅速填写药品不良反应报告表呈交给药品不良反应监测中心。

99. 中药不良反应监测与报告方法不包括

 A. 走访调查

 B. 自愿呈报系统

 C. 集中监测系统

 D. 记录联结

 E. 记录应用

100. 药物不良反应过程描述包括全面的是

 A. 表现症状、体征情况、临床检验、处理情况

 B. 体征情况、临床检验、处理情况、处理结果

 C. 临床检验、处理情况、处理结果、表现症状

 D. 处理情况、处理结果、表现症状、体征情况

 E. 处理结果、表现症状、体征情况、临床检验

[101~104]

患者,女,34岁。面色白或萎黄,气短懒言,语声低微,头昏神疲,肢体无力。舌质淡,或有齿痕,舌苔薄白,脉虚无力。

101. 该病例中医辨证当为

 A. 血虚证

 B. 阴虚证

 C. 阳虚证

 D. 气虚证

 E. 阴阳两虚

102. 该病例中医治法当为

 A. 补血养肝

 B. 益气补虚

 C. 养阴生津

 D. 补阳温中

 E. 阴阳双补

103. 该病例治疗方剂可选用

 A. 四君子汤

 B. 附子理中汤

 C. 沙参麦冬汤

 D. 四物汤

 E. 十全大补汤

104. 关于虚劳的健康指导,说法错误的是

 A. 进食富于营养而易于消化的食物,以保证气

血的化生

B. 避风寒,适寒温,避免感受外邪,进一步耗伤正气

C. 注意饮食有节,生活规律,劳逸适度,保持心情舒畅

D. 阳虚患者忌食寒凉,宜进食温补类食物

E. 血虚患者忌食燥热,宜进食淡薄滋润类食物

射液40mL中静脉注射,再接着注射硫代硫酸钠

D. 依地酸二钴按5～15mg/kg,加入50%的葡萄糖注射液内静脉注射

E. 必要时给呼吸兴奋剂、强心剂、镇静剂及升压药物等,重症患者给细胞色素C

[105～107]

某男,6岁。进食某坚果后出现眩晕、呕吐、心悸等中毒反应。随后出现昏迷、惊厥、瞳孔散大。

105. 该患儿服用的是

A. 郁李仁
B. 苦杏仁
C. 桃仁
D. 松子
E. 榛子

106. 若医师判断正确,病情进一步发展,可能出现的严重后果是

A. 黏膜出血
B. 呼吸麻痹
C. 中毒性肝炎
D. 急性肾功能衰竭
E. 中毒性休克

107. 对于该坚果中毒的救治,说法错误的是

A. 用1:5000～1:2000的高锰酸钾液及大量清水或3%过氧化氢充分洗胃催吐,然后服硫代硫酸钠2g

B. 先用碘酒20～30滴,温开水送服,再用1:5000高锰酸钾或5%碳酸氢钠洗胃

C. 亚甲蓝按10mg/kg剂量加入5%葡萄糖注

[108～110]

患者,女,35岁。因丧子,致胸胁痞满,不思饮食,倦怠乏力,日渐消瘦。某医诊治后嘱其丈夫高声责骂她,女子无故被骂,既气又怒,放声大哭。大哭后渐有食欲,开始进食,病情好转。

108. 该病应属

A. 思伤心
B. 思伤肝
C. 思伤肺
D. 思伤脾
E. 思伤肾

109. 其所致气机紊乱是

A. 气缓
B. 气消
C. 气乱
D. 气上
E. 气结

110. 诊治医生所采用的治法依据是

A. 恐胜喜
B. 怒胜思
C. 喜胜悲
D. 悲胜怒
E. 恐胜思

四、多项选择题

答题说明

共10题,每题1分。每题的备选项中,有2个或2个以上符合题意,错选、少选均不得分。

111. 发汗力较强的解表药禁用于

A. 津血亏虚
B. 外感风寒
C. 表虚自汗
D. 阴虚盗汗

E. 实热证

112. 肝功能不全者用药基本原则和注意事项有

A. 明确疾病诊断和治疗目的
B. 忌用有肝毒性的药物
C. 注意药物的相互作用,避免产生新的肝损伤

D. 坚持少而精的用药原则
E. 定期肝功能检查,及时调整方案

113. 下列各项中属于"阳"的有
    A. 相对静止的
    B. 剧烈运动的
    C. 温热的
    D. 内守的
    E. 明亮的

114. 时行感冒常用中成药有
    A. 清瘟解毒片
    B. 连花清瘟胶囊
    C. 维C银翘片
    D. 银翘伤风胶囊
    E. 参苏丸

115. 属于消法的有
    A. 消食导滞法
    B. 消痞散积法
    C. 软坚散结法
    D. 回阳救逆法
    E. 和解少阳法

116. 温里药忌用于
    A. 实热证
    B. 津亏证
    C. 血虚证
    D. 里寒证
    E. 阳虚证

117. 不宜使用汗法的有
    A. 半表半里证
    B. 里证
    C. 自汗
    D. 失血
    E. 吐血

118. 根据药物咨询对象的不同,可将药物咨询分为
    A. 患者用药咨询
    B. 药师用药咨询
    C. 医师用药咨询
    D. 护士用药咨询
    E. 公众用药咨询

119. 长期服用会引起慢性汞中毒的中成药有
    A. 紫雪散
    B. 至宝丹
    C. 朱砂安神丸
    D. 天王补心丹
    E. 跌打丸

120. 药品不良反应监测和报告的目的有
    A. 普及合理用药的理念和基本知识,提高用药的依从性
    B. 用药的合理化
    C. 及时发现、正确认识不良反应
    D. 采取相应的防治措施,减少药源性疾病的发生
    E. 获得最佳的药物治疗效果

试卷标识码:

执业药师资格考试

中药学综合知识与技能
押题秘卷（二）

考生姓名：_____

准考证号：_____

工作单位：_____

一、最佳选择题

答题说明

共40题,每题1分。每题的备选项中,只有1个最符合题意。

1. 下列属于相侮传变规律的是
   A. 心病及脾
   B. 脾病及肝
   C. 脾病及心
   D. 脾病及肾
   E. 肾病及肺

2. 生命起源的物质基础是
   A. 天癸
   B. 血液
   C. 津液
   D. 肾精
   E. 肾气

3. 临床上从"虚里"处的搏动状况可以察其盛衰的气是
   A. 中气
   B. 营气
   C. 卫气
   D. 元气
   E. 宗气

4. 某男,28岁。因小便频数就诊,症见小便频数短涩,淋漓刺痛,小腹拘急引痛,其中医诊断是
   A. 消渴
   B. 尿浊
   C. 淋证
   D. 郁证
   E. 癃闭

5. 下列关于阳痿的用药注意和健康指导错误的是
   A. 进食富于营养而易于消化的食物,以保证气血的化生
   B. 劳逸适度,保持心情舒畅
   C. 阳虚患者宜进食淡薄滋润类食物
   D. 应避风寒,适寒温,避免感受外邪,进一步耗伤正气
   E. 注意饮食有节,生活规律

6. 某男,35岁。泄泻腹痛,泻下急迫,势如水注,粪色黄褐,气味臭秽,肛门灼热,烦热口渴,小便短黄。舌质红,苔黄腻,脉滑数。证属湿热伤中证。

宜选用的中成药是
   A. 保和丸
   B. 香连丸
   C. 开胃健脾丸
   D. 固本益肠片
   E. 香砂养胃丸

7. 服用过量可致各种出血症状的有毒药物是
   A. 马钱子
   B. 雄黄
   C. 蟾酥
   D. 黄药子
   E. 朱砂

8. 对疾病急性期及明显肝功能损害者不应用
   A. 山药
   B. 麻黄
   C. 砒石
   D. 山楂
   E. 牛黄

9. 某男,31岁。因大便秘结来诊。医师辨证为实热积滞。处方中有生军,药师调剂时应付
   A. 杜仲
   B. 大黄
   C. 槟榔
   D. 郁金
   E. 厚朴

10. 某男,35岁。脓涕量多,色黄绿,有臭味,鼻塞重,嗅觉差,鼻黏膜红赤。伴头痛较剧,口苦,咽干,目眩,耳鸣,耳聋,寐少梦多,烦躁易怒,小便黄赤。舌质红,舌苔黄腻,脉弦数。证属胆经郁热,宜选用的中成药是
    A. 利鼻片
    B. 鼻渊通窍颗粒
    C. 鼻渊片
    D. 藿胆片
    E. 鼻舒适片

11. 国家药品监督管理局对药品不良反应监测实行的是

A. 定期通报
B. 定期公布药品再评价结果
C. 不定期通报
D. 不定期通报,并公布药品再评价结果
E. 公布药品再评价结果

12. 过量服用,主要作用于神经系统,尤其是迷走神经的有毒中药是指
A. 含雄黄的中成药
B. 乌头类药物
C. 含蟾酥的中成药
D. 含半夏的中成药
E. 含马钱子的中成药

13. 某男,61岁。大便并不干硬,虽有便意,但排便困难,用力努挣则汗出短气,便后乏力,面白神疲,肢倦懒言。舌淡苔白,脉弱。证属虚秘,其治法是
A. 泻热导滞,润肠通便
B. 顺气导滞
C. 消食导滞
D. 益气润肠
E. 温里散寒,通便止痛

14. 婴幼儿用药不宜
A. 辅以健脾和胃之品
B. 滥用滋补品
C. 辅以凉肝定惊之品
D. 及时用药
E. 使用轻清之品

15. 某男,23岁。大便干结,腹胀腹痛,口干口臭,面红心烦,身热,小便短赤。舌红,苔黄燥,脉滑数。其治法是
A. 益气润肠
B. 泻热导滞,润肠通便
C. 消食导滞
D. 温里散寒,通便止痛
E. 顺气导滞

16. 血红蛋白增多常见于
A. 妇女月经过多
B. 再生障碍性贫血
C. 胃溃疡
D. 真性红细胞增多症
E. 缺乏维生素B_{12}的营养不良性贫血

17. 某男,26岁。头痛时作,痛连项背,常有拘急收紧感,伴恶风畏寒,受风尤剧,口不渴。舌苔薄白,脉浮紧。证属风寒头痛。宜选用的方剂是
A. 加味四物汤
B. 羚角钩藤汤
C. 芎芷石膏汤
D. 川芎茶调散
E. 通窍活血汤

18. 某女,22岁。因痤疮来诊。医师对其进行健康指导,其说法错误的是
A. 早晚冷水洗脸
B. 以硫黄皂洗脸
C. 忌食辛辣刺激食物
D. 配合饮用薏米和红小豆汤
E. 不要滥用化妆品

19. 追风丸中的有毒中药是
A. 附子
B. 朱砂
C. 蟾酥
D. 轻粉
E. 雄黄

20. 我国第一部成药药典是
A.《千金翼方》
B.《普济方》
C.《太平圣惠方》
D.《太平惠民和剂局方》
E.《外台秘要》

21. 某女,35岁。头昏胀痛,两侧为重,心烦易怒,夜寐不宁,口苦面红,胁痛。舌红苔黄,脉弦数。证属肝阳上亢头痛。宜选用的中成药是
A. 通天口服液
B. 益血生胶囊
C. 天麻钩藤颗粒
D. 芎菊上清丸
E. 都梁软胶囊

22. 老年人发病用药时应
A. 首先明确是否需要进行药物治疗
B. 马上住院治疗
C. 不管是否对症都要用药
D. 多用贵药、好药
E. 一定要用补益药

23. 我国长江以南地区最易发生的质量变异现象是

A. 泛油
B. 变色
C. 腐烂
D. 霉变
E. 虫蛀

24. 某女,45岁。口疮疼痛较轻,久难愈合,伴倦怠乏力,面色白,腰膝以下冷痛,小便清,检查见口疮色白,周边淡红,舌淡苔白,脉沉迟。宜选用的方剂是
    A. 凉膈散
    B. 附子理中丸
    C. 疏风清热汤
    D. 清咽利膈汤
    E. 养阴清肺汤

25. 某男,21岁。疖好发于项后发际、背部、臀部。有时只有一两个,有时可散发全身。伴发热、口渴、溲赤、便秘。舌苔黄,脉数。证属热毒蕴结。宜选用的方剂是
    A. 桂枝麻黄各半汤
    B. 五味消毒饮合黄连解毒汤
    C. 仙方活命饮合增液汤
    D. 仙方活命饮合透脓散
    E. 枇杷清肺饮

26. 在合理用药的原则中,安全的含义首先是指
    A. 使用有毒药物时,应考虑是否适当
    B. 使用有毒药物时,应考虑选择合理剂量
    C. 应考虑所选药物是否安全,是否会对患者造成不良反应
    D. 应考虑用药出现不良反应后,是否另行选药
    E. 应考虑用药后如出现意外,是否有相应的处理措施

27. 某男,29岁。口疮疼痛较轻,久难愈合,伴倦怠乏力,腰膝冷痛,小便清;检查见口疮色白,周边淡红。舌淡,苔白,脉沉迟。证属脾肾阳虚。宜选用的中成药是
    A. 清胃黄连片
    B. 利咽解毒颗粒
    C. 珠黄散
    D. 锡类散
    E. 金匮肾气丸

28. 脚注的内容不包含

A. 煎法
B. 服法
C. 保存方法
D. 饮片用量
E. 特殊调剂方法

29. 某女,47岁。因风湿关节痛来诊。医师处方中有番木鳖,药师调剂时应付
    A. 马钱子
    B. 山栀子
    C. 番泻叶
    D. 海南子
    E. 木鳖子

30. 某女,23岁。咽喉肿痛,医师处方为冰硼散吹喉,为增强疗效,需选择一种中成药内服,以共奏清热解毒、消肿利咽之效,可选择的中成药是
    A. 四神丸
    B. 生脉散
    C. 四君子丸
    D. 香砂六君子丸
    E. 六神丸

31. 某男,25岁。每日大便3~4次,便质稀溏,稍食生冷油腻之品则腹泻症状加重,该患者应忌用的中药是
    A. 利湿药
    B. 健脾药
    C. 固涩药
    D. 补气药
    E. 苦寒药

32. 维吾尔族药味分为
    A. 8种
    B. 9种
    C. 7种
    D. 10种
    E. 6种

33. 某男,62岁。胁肋重着疼痛,口苦口黏,胸闷纳呆,恶心呕吐,小便黄赤,大便不爽,身觉恶寒,身目发黄。舌红苔黄腻,脉弦滑数。证属肝胆湿热证。宜选用的治法是
    A. 清热利湿
    B. 滋肾养肝
    C. 益气养血

D. 清肝泻火
E. 养阴润燥

34. 某男,62岁。眩晕,耳鸣,头目胀痛,口苦,失眠多梦,遇烦劳郁怒而加重,颜面潮红,急躁易怒。舌红苔黄,脉弦或数。证属肝阳上亢证。宜选用的中成药是
   A. 归脾丸
   B. 复方罗布麻颗粒
   C. 左归丸
   D. 半夏天麻丸
   E. 眩晕宁颗粒

35. 某女,34岁。行经前,小腹疼痛,痛引腰骶,经血量少,经行不畅。舌紫暗,脉弦涩。中医诊断为
   A. 月经先期
   B. 月经后期
   C. 痛经
   D. 月经先后无定期
   E. 崩漏

36. 脾虚腹胀应采用的治法是
   A. 热因热用
   B. 寒者热之
   C. 虚则补之
   D. 塞因塞用
   E. 通因通用

37. 某女,23岁。风热感冒,服用银翘解毒丸。为增强药物疗效,服用时可使用药引。正确的药引和用方法是
   A. 焦三仙煎汤送服
   B. 鲜芦根煎汤送服
   C. 清茶送服
   D. 米汤送服
   E. 姜汤送服

38. 因含油脂而易酸败的药是
   A. 当归

B. 山柰
C. 石斛
D. 枸杞子
E. 刺猬皮

39.《中华人民共和国药典》凡例中"凉暗处"的环境温度是
   A. 2~10℃
   B. 不超过20℃
   C. 避光并不超过20℃
   D. 不超过30℃
   E. 10~30℃

40. 药店的某一列中药斗谱排列如图所示。该斗谱中,因排列不合理需调整的斗谱组合是

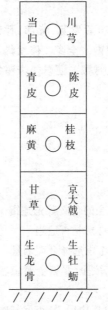

   A. 当归与川芎
   B. 青皮与陈皮
   C. 麻黄与桂枝
   D. 甘草与京大戟
   E. 生龙骨与生牡蛎

二、配伍选择题

答题说明

共50题,每题1分。题目分为若干组,每组题目对应同一组备选项,备选项可重复选用,也可不选用。每题只有1个备选项最符合题意。

[41~43]
   A. 清金化痰汤
   B. 桑杏汤
   C. 二陈平胃散合三子养亲汤

D. 三拗汤合止嗽散
E. 桑菊饮

41. 治疗咳嗽风寒袭肺证的基础方剂是
42. 治疗咳嗽风热犯肺证的基础方剂是
43. 治疗咳嗽风燥伤肺证的基础方剂是

[44~45]
A. 出血的同时,见有气短,倦怠乏力,面色苍白,脉软弱细微、舌淡
B. 面色苍白或萎黄,唇色淡白,头晕眼花,心悸失眠,手足发麻,妇女经行量少,愆期甚或经闭,舌质淡,脉细无力
C. 胸胁胀满,走窜疼痛,性情急躁,并兼见痞块刺痛拒按,舌紫暗或有瘀斑等
D. 大量出血的同时,见面色白,四肢厥冷,大汗淋漓,甚至晕厥,脉微细或弱等症
E. 少气懒言,乏力自汗,面色苍白或萎黄,心悸失眠,舌淡而嫩,脉细弱

44. 气血两虚证可见
45. 气滞血瘀证可见

[46~47]
A. 木
B. 火
C. 土
D. 金
E. 水

46. 具有生化、承载、受纳等作用的事物,均归属于
47. 具有清洁、肃降、收敛等作用的事物,均归属于

[48~50]
A. 通风、干燥处
B. 通风、阴凉处
C. 阴凉、干燥处
D. 缸、罐中密闭贮藏
E. 石灰缸内

48. 含淀粉多的饮片应贮存于
49. 含挥发油多的饮片应贮存于
50. 种子类药材炒后应贮存于

[51~53]
A. 疏散风寒,宣肺止咳
B. 疏风清肺,润燥止咳
C. 清热肃肺,豁痰止咳
D. 疏风清热,宣肺止咳
E. 滋阴润肺,止咳化痰

51. 咳嗽风热犯肺证的治法是
52. 咳嗽风寒袭肺证的治法是
53. 咳嗽风燥伤肺证的治法是

[54~56]
A. 炮制类
B. 修治类
C. 颜色、气味类
D. 品质类
E. 产地类

54. 东阿胶属于
55. 蜜炙麻黄属于
56. 苦杏仁属于

[57~58]
A. 盐知母
B. 蜜知母
C. 醋知母
D. 生知母
E. 姜知母

57. 白虎汤用于外感热病,调配时知母应给付的是
58. 大补阴丸用于阴虚火旺,调配时知母应给付的是

[59~60]
A. 泻下
B. 和血
C. 行气
D. 逐瘀
E. 破血

59. 苏木小剂量可
60. 苏木大剂量可

[61~63]
A. 荨麻疹
B. 药疹

C. 剥脱性皮炎
D. 丘状皮疹
E. 湿疹样药疹

61. 蟾酥、苍耳子、蓖麻子可引起的变态反应是
62. 五味子、白芍、当归、丹参可引起的变态反应是
63. 黄柏、天花粉、大黄可引起的变态反应是

[64~66]
A. 增强西药降血脂药作用
B. 增强西药氨茶碱作用
C. 增强西药利胆药作用
D. 增强西药利尿药作用
E. 增强西药抗心律失常药作用

64. 黄连解毒汤可
65. 小青龙汤可
66. 苓桂术甘汤可

[67~69]
A. 胃寒
B. 胃热
C. 食滞胃脘
D. 胃阴虚
E. 大肠湿热

67. 某男,26岁。脘腹胀满、呕吐酸腐、嗳气反酸、矢气酸臭、不思饮食,大便泄泻,舌苔厚腻,脉滑。证属
68. 某女,33岁。胃脘灼热而疼痛,渴欲冷饮,消谷善饥,牙龈肿痛、口臭,泛酸嘈杂,舌红苔黄,脉滑数。证属
69. 某男,41岁。胃脘疼痛,绵绵不已,遇寒则重,得热则缓,呕吐清水,舌白口滑,脉沉迟。证属

[70~72]
A. 缺少专职的管理机构和人员
B. 特定剂型、特殊用法药品未与普通药品区分管理
C. 未能严格遵守规章制度和标准化操作规程
D. 对易发生的用药错误在信息系统中没有提示
E. 药品或给药装置等堆放混乱

70. 发生用药错误的风险因素中属于人员因素的是
71. 发生用药错误的风险因素中属于环境因素的是
72. 发生用药错误的风险因素中属于药品因素的是

[73~75]
A. 咳嗽风燥伤肺证
B. 咳嗽痰湿蕴肺证
C. 咳嗽痰热郁肺证
D. 咳嗽风热犯肺证
E. 咳嗽风寒袭肺证

73. 二母宁嗽丸可治疗的是
74. 通宣理肺丸可治疗的是
75. 清肺抑火丸可治疗的是

[76~77]
A. 肾损害
B. 肝损害
C. 过敏性休克、全身过敏反应、皮疹
D. 咳嗽
E. 呕吐

76. 白蚀丸的不良反应是
77. 鼻炎宁颗粒的不良反应是

[78~79]
A. 肉苁蓉和补骨脂
B. 炙黄芪和炙甘草
C. 金银花和板蓝根
D. 藜芦和漏芦
E. 焦麦芽和焦神曲

| 肉苁蓉 | 补骨脂 | 金银花 | 板蓝根 | 藜芦 | 漏芦 | 炙甘草 | 炙黄芪 | 焦麦芽 | 焦神曲 |

某药店的部分中药斗谱图排列如下:

78. 因药名相近,但性味功效不同而不能排列在一起的是
79. 因饮片外观性状相似易引起混淆,需要调整斗谱位置的是

[80~81]
A. 小肠
B. 大肠
C. 上焦
D. 中焦
E. 下焦

80. 生理特点为"如雾"的是
81. 生理特点为"如渎"的是

[82~83]
A. 肉豆蔻
B. 决明子
C. 白果
D. 杜仲
E. 艾叶

82. 玉果、肉果的正名是
83. 草决明、马蹄决明的正名是

[84~85]
A. 3~6g
B. 5~9g
C. 3~10g
D. 6~10g
E. 10~15g

84. 蛇床子的用量是
85. 蒺藜的用量是

[86~87]
A. 生半夏
B. 法半夏
C. 姜半夏
D. 清半夏
E. 竹沥半夏

86. 小陷胸汤用
87. 小青龙汤用

[88~90]
A. 肺气虚
B. 肺阴虚
C. 风寒犯肺
D. 风热犯肺
E. 燥热犯肺

88. 干咳无痰，或痰少而黏，缠喉难出，鼻燥咽干，舌尖红，苔薄白少津，脉浮细而数。证属
89. 咳喘无力，气短懒言，声音低微，或语言断续无力，稍一用力则气呼而喘。证属
90. 咳嗽较重，干咳无痰，咽喉干痒，或声音嘶哑，身体消瘦，舌红少津。证属

三、综合分析选择题

答题说明

共20题，每题1分。题目分为若干组，每组题目基于同一个临床情景、病例、实例或者案例的背景信息逐题展开。每题的备选项中，只有1个最符合题意。

[91~93]
某中药贮藏仓库在进行例行检查，发现一部分药材长了蛀虫，一部分饮片完好。

91. 低温养护法的温度一般是
A. -8~-4℃
B. 2~10℃
C. 8~10℃
D. 10~15℃
E. 15~20℃

92. 饮片的水分一般不超过
A. 7%
B. 9%
C. 11%
D. 13%
E. 15%

93. 药品不应该长时间贮存，应做到

A. 易变后出
B. 细贵后出
C. 易燃后出
D. 先产先出
E. 近效期后出

[94~95]
某男，69岁。肢体偏枯不用，肢软无力，面色萎黄。舌质淡紫或有瘀斑。医师诊断为中风。

94. 该证属于
A. 风痰入络证
B. 气虚血瘀证
C. 风阳上扰证
D. 气阴两虚证
E. 气滞血瘀证

95. 有可能出现的脉象是

A. 脉细涩或细弱
B. 脉洪有力
C. 脉迟
D. 脉缓
E. 脉弦

[96~97]
某女,33岁。经常咳嗽,心腹筋骨疼痛,久泻,便血,多尿,医师开方里有米壳。
96. 米壳又称
  A. 罂粟壳
  B. 穿山甲
  C. 肉苁蓉
  D. 朱砂
  E. 淫羊藿
97. 米壳成人一次的常用量为每天
  A. 3~6g
  B. 10~15g
  C. 6~9g
  D. 20~30g
  E. 15~20g

[98~100]
某女,32岁。小便频数短涩,灼热刺痛,尿色黄赤,少腹拘急胀痛,口苦,呕恶,或腰痛拒按。舌质红,苔黄腻,脉滑数。
98. 该患者可辨证为
  A. 热淋
  B. 石淋
  C. 血淋
  D. 气淋
  E. 膏淋
99. 应选择的治法是
  A. 清热利湿,排石通淋
  B. 清热通淋,凉血止血
  C. 理气疏导,通淋利尿
  D. 清热利湿,分清泄浊
  E. 清热利湿通淋
100. 应选择的基础方剂是
  A. 八正散
  B. 石韦散

C. 小蓟饮子
D. 沉香散
E. 萆薢分清饮

[101~104]
某男,46岁。黑龙江省大兴安岭伐木工人。因汗出受风诱发腰痛月余,于10月26日来诊。自述腰部冷痛重着,转侧不利,逐渐加重,静卧疼痛不减,寒冷和阴雨天加重。舌质淡,苔白腻,脉沉而迟缓。
101. 该病例为何种类型腰痛
  A. 寒湿腰痛
  B. 湿热腰痛
  C. 肾阴虚腰痛
  D. 瘀血腰痛
  E. 肾阳虚腰痛
102. 可选择的治法有
  A. 滋补肾阴
  B. 温补肾阳
  C. 活血化瘀,通络止痛
  D. 散寒除湿,温经通络
  E. 清热利湿,舒筋止痛
103. 该患者应选择的基础方剂为
  A. 左归丸
  B. 右归丸
  C. 四妙丸
  D. 干姜苓术汤
  E. 身痛逐瘀汤
104. 对于该患者的健康指导,说法错误的是
  A. 冒雨涉水腰痛加重者,可用生姜红糖茶,以发散风寒湿邪
  B. 以卧床休息为主
  C. 避免坐卧湿地,暑季湿热郁蒸时,亦应避免夜宿室外,贪冷过度
  D. 涉水冒雨或身汗出后即应换衣擦身
  E. 避免劳欲太过,防止感受外邪

[105~107]
某女,28岁。产后乳汁淤积结块,皮色微红,肿胀疼痛;伴恶寒发热,周身酸楚,口渴,便秘。舌苔薄,脉数。诊断为乳痈。
105. 该患者应辨证为

A. 肝郁痰凝证
B. 气滞热壅证
C. 冲任失调证
D. 热毒炽盛证
E. 肺经风热证

106. 应选择的治法是
A. 疏风清肺
B. 调摄冲任
C. 疏肝解郁,化痰散结
D. 疏肝清胃,通乳消肿
E. 清热解毒,托里透脓

107. 应选择的基础方剂是
A. 五味消毒饮
B. 逍遥蒌贝散
C. 瓜蒌牛蒡汤
D. 二仙汤
E. 四物汤

[108～110]
某女,23岁。月经周期延长,经量少,色暗淡,质清稀;腰膝酸软,头晕耳鸣,面色晦暗。舌淡,苔薄白,脉沉细。诊断为月经后期。

108. 应辨证为
A. 肾虚证
B. 血虚证
C. 气滞证
D. 痰湿证
E. 肝郁证

109. 应选择的治法是
A. 燥湿化痰,活血调经
B. 理气行滞调经
C. 补血益气调经
D. 补肾养血调经
E. 疏肝理气调经

110. 应选择的基础方剂是
A. 归肾丸
B. 大补元煎
C. 乌药汤
D. 芎归二陈汤
E. 加味逍遥丸

四、多项选择题

答题说明

共10题,每题1分。每题的备选项中,有2个或2个以上符合题意,错选、少选均不得分。

111. 特殊处理药品的方法除先煎、后下外,还有哪些方法
A. 包煎
B. 冲服
C. 另煎
D. 先武后文
E. 煎汤代水

112. 对特殊用药人群需要特别详细提示服用药品的方法,特殊人群如下列
A. 婴幼儿
B. 孕妇
C. 老年人
D. 少数民族
E. 国外来宾

113. 下列症状中属于亡阳的有
A. 冷汗淋漓
B. 肌肤手足逆冷
C. 皮肤皱褶
D. 精神疲惫
E. 脉微欲绝

114. 咳嗽痰热郁肺证的主要症状有
A. 咳嗽气粗
B. 痰多黄稠
C. 痰中带血
D. 潮热盗汗
E. 烦热口干

115. 适用于攻补兼施法的有
A. 里热实结、气血虚弱
B. 里实热结、津液损伤
C. 寒实内结、气虚阳衰
D. 水饮邪热壅实、形气俱实之胸腹水肿
E. 寒积便秘证

116. 煎药时切忌使用
    A. 不锈钢锅
    B. 砂锅
    C. 煎药机
    D. 铝锅
    E. 铁锅

117. 属于抑强扶弱法的有
    A. 抑木扶土法
    B. 培土制水法
    C. 佐金平木法
    D. 泻南补北法
    E. 培土生金法

118. 《伤寒论》中的方剂配伍严谨,体现了君臣佐使的组方原则,包含的治法有
    A. 汗法
    B. 吐法
    C. 下法
    D. 和法
    E. 温法

119. 药物的"三致"作用指的是
    A. 致癌
    B. 致炎
    C. 致畸
    D. 致残
    E. 致突变

120. 下列可引起肝损伤的含汞类中药有
    A. 白降丹
    B. 轻粉
    C. 银朱
    D. 红粉
    E. 朱砂

试卷标识码：

执业药师资格考试

中药学综合知识与技能
押题秘卷（三）

考生姓名：_____

准考证号：_____

工作单位：_____

一、最佳选择题

答题说明

共40题,每题1分。每题的备选项中,只有1个最符合题意。

1. 风性开泄,其所致的病症是
   A. 面目水肿
   B. 汗出
   C. 发病急
   D. 病变变化多端
   E. 病变部位游走不定

2. 某男,41岁。头重如裹,周身困重,四肢酸懒沉重,其感受的外邪是
   A. 风
   B. 寒
   C. 暑
   D. 湿
   E. 燥

3. 瘀血形成之后可致疼痛,其特点为
   A. 胀痛
   B. 掣痛
   C. 隐痛
   D. 灼痛
   E. 刺痛

4. 某男,41岁。阳事不举,精薄清冷,神疲倦怠,畏寒肢冷,面色白,头晕耳鸣,腰膝酸软,夜尿清长,舌淡胖,苔薄白,脉沉细,宜选用的中成药是
   A. 六味地黄丸
   B. 归脾丸
   C. 益肾灵颗粒
   D. 加味逍遥丸
   E. 补中益气丸

5. 喘证患者需慎用百令胶囊的是
   A. 高血压患者
   B. 外感虚证咳喘者
   C. 外感实证咳喘者
   D. 心功能不全者
   E. 肾虚咳喘者

6. 某男,69岁。症见心悸不安,胸闷气短,动则尤甚,面色苍白,形寒肢冷,舌淡苔白,脉虚弱。应选用的中医治法是
   A. 行气活血,养心安神
   B. 温补心阳,安神定悸
   C. 补血养心,益气安神
   D. 温阳活血,安神定悸
   E. 活血化瘀,理气通络

7. 某男,32岁。打篮球时扭伤脚踝,医师处方为伤科七味片。患者因担心药效不足而服用过量导致中毒。其主要中毒表现为
   A. 朱砂中毒特征
   B. 马钱子中毒特征
   C. 蟾酥中毒特征
   D. 雄黄中毒特征
   E. 千金子中毒特征

8. 下列关于中药饮片处方书写要求错误的是
   A. 应当体现"君、臣、佐、使"的特点要求
   B. 原则上应当以克(g)为单位
   C. 调剂、煎煮的特殊要求注明在药品右下方,并加括号
   D. 对饮片的产地、炮制有特殊要求的,应当在药品名称之前写明
   E. 原则上要求横排及上下排列整齐

9. 某女,23岁。因月经不调来诊。医师处方有番红花,其正名是
   A. 红花
   B. 藏红花
   C. 西红花
   D. 草红花
   E. 红蓝花

10. 某男,27岁。小便点滴不通,小腹胀满,口苦口黏,大便不畅。舌质红,苔黄腻,脉数。辨证属于
    A. 湿热瘀阻证
    B. 肾阳衰惫证
    C. 膀胱湿热证
    D. 心脾两虚证
    E. 肝火旺盛证

11. 大剂量服用,其有毒成分直接作用于肝脏,损害肝细胞而发生黄疸的有毒中药是
    A. 黄药子

B. 雄黄

C. 朱砂

D. 蟾酥

E. 马钱子

12. 过量服用可引起口腔咽喉干痛、烧灼感、口中有金属味等中毒反应的中药是

　　A. 乌头类中药

　　B. 含马钱子的中成药

　　C. 含雄黄的中成药

　　D. 含蟾酥的中成药

　　E. 含朱砂的中成药

13. 关于心悸的健康指导，错误的是

　　A. 平素饮食忌过饱、过饥

　　B. 水饮凌心者宜少食盐

　　C. 心气阴虚者忌辛辣炙煿

　　D. 痰浊、瘀血者忌过食肥甘

　　E. 宜低蛋白低盐低糖饮食

14. 合理用药的根本保证是

　　A. 合理配伍

　　B. 参辨患者的身体状况

　　C. 准确辨析患者的病证

　　D. 注意区别中药的有毒与无毒

　　E. 掌握中医药理论和基本知识

15. 某女，45岁。心悸易惊，心烦失眠，五心烦热，口干，盗汗，思虑劳心则症状加重，伴耳鸣腰酸，头晕目眩，急躁易怒。舌红少津，苔少或无，脉细数。治疗宜选用的方剂为

　　A. 归脾汤

　　B. 桂枝甘草龙骨牡蛎汤

　　C. 参附汤

　　D. 天王补心丹

　　E. 桃仁红花煎

16. 白细胞计数升高常见于

　　A. 流行性感冒

　　B. 再生障碍性贫血

　　C. 疟疾

　　D. 伤寒

　　E. 尿毒症

17. 某女，46岁。因失眠来诊。医师处方为七叶神安片，其服药时间为

　　A. 饭前服

B. 饭后服

C. 睡前服

D. 清晨空腹服

E. 心慌时服用

18. 某女，34岁。单侧乳房肿块，随喜怒消长，乳房胀痛，胸闷胁胀，善郁易怒，失眠多梦，心烦口苦，舌苔薄黄，脉弦滑。中医辨证为

　　A. 肝郁痰凝

　　B. 肺经风热

　　C. 胃肠湿热

　　D. 冲任失调

　　E. 痰湿瘀滞

19. 不属于蟾酥及含蟾酥中成药中毒症状的是

　　A. 心律不齐

　　B. 胸闷、心悸

　　C. 恶心、呕吐

　　D. 血压升高

　　E. 大汗虚脱

20. 关于患者投诉的处理，正确的是

　　A. 接待患者的地点宜选择在门诊大厅、医院药房等场所

　　B. 一般性的投诉，可由当事人接待患者

　　C. 接待患者投诉时，接待者的举止行为要点第一是尊重、第二是微笑

　　D. 接待患者时，应该自己先坐下，患者后坐下

　　E. 如果投诉即时发生，则应争取在现场应对投诉，解决全部问题

21. 可参考胸痹辨证论治的西医疾病是

　　A. 高血压病

　　B. 支气管炎

　　C. 冠心病

　　D. 支气管扩张症

　　E. 病毒性肺炎

22. 下列关于中药注射剂合理应用基本原则说法错误的是

　　A. 用药前应仔细询问过敏史

　　B. 能静脉注射的，不选用肌内注射给药

　　C. 用药过程中，应密切观察用药反应

　　D. 严格掌握用法用量及疗程

　　E. 辨证施药，严格掌握功能主治

23. 小枣入药为引者，取其

A. 发表祛凝
B. 宁心利心
C. 清心养胃和脾
D. 消散开胃
E. 活血行经

24. 某男,2岁。不思乳食,嗳腐酸馊,脘腹胀满疼痛,大便酸臭,烦躁啼哭,夜眠不安,手足心热。舌质红,苔白厚,脉弦滑。应选用的治法是
    A. 消乳化食,和中导滞
    B. 疏肝理气,健脾消食
    C. 健脾助运,消食化滞
    D. 清热利湿,健脾和胃
    E. 温肾壮阳,健脾益气

25. 某女,45岁。乳房肿块,结节感明显,乳房胀痛,经前加重,经后缓解,腰膝酸软,神疲倦怠,心烦易怒,闭经,舌淡,苔白,脉沉细。中医辨证为
    A. 肝郁痰凝
    B. 肺经风热
    C. 胃肠湿热
    D. 冲任失调
    E. 痰湿瘀滞

26. 某女,23岁。因里急后重,腹泻来诊。诊断为细菌性痢疾。医师处方为呋喃唑酮,为增强治疗效果,可以联用的是
    A. 十全大补汤
    B. 清肺汤
    C. 香连化滞丸
    D. 六君子汤
    E. 补中益气汤

27. 某男,61岁。小便不通,排出无力,面色㿠白,神气怯弱,畏寒肢冷,腰膝冷而酸软无力。舌淡胖,苔薄白,脉沉细。证属肾阳衰惫。宜选用方剂为
    A. 代抵当汤
    B. 八正散
    C. 石韦散
    D. 小蓟饮子
    E. 济生肾气丸

28. 安排斗谱时,因外观形状相似易混淆,但功效不同,而不宜装在同一药斗中的饮片是
    A. 枳壳、枳实

B. 山药、天花粉
C. 当归、川芎
D. 党参、生黄芪
E. 砂仁、豆蔻

29. 某男,60岁。小便频数,咽干舌燥,面容憔悴,耳轮干枯,腰膝酸软,畏寒肢冷。舌淡,苔白少津,脉沉细无力。宜选用的方剂是
    A. 消渴方
    B. 六味地黄丸
    C. 金匮肾气丸
    D. 玉女煎
    E. 参苓白术散

30. 某男,21岁。咳嗽,发热,有痰。医师诊断为细菌性肺炎。医师处方为青霉素,为增强治疗效果,宜联用的中药是
    A. 连翘
    B. 麻黄
    C. 白及
    D. 黄柏
    E. 黄连

31. 某男,42岁。关节疼痛,遇寒痛增,得温痛减,医师处方中有川乌,下列药物中与川乌相反而不能配伍的是
    A. 海藻
    B. 半夏
    C. 人参
    D. 甘草
    E. 芍药

32. 药味苦、辛、涩味消化后是
    A. 涩
    B. 辛
    C. 苦
    D. 甘
    E. 酸

33. 某男,49岁。心烦不寐,多梦,伴头晕耳鸣,腰膝酸软,潮热盗汗,五心烦热,遗精,舌红少苔,脉细数。中医辨证是
    A. 肝火扰心
    B. 痰热扰心
    C. 心肾不交
    D. 心脾两虚

E. 肝肾阴虚

34. 某女,45岁。不寐多梦,甚则彻夜不眠,急躁易怒,伴口干而苦,不思饮食,便秘溲赤,血压升高。舌红苔黄,脉弦数。宜选用的中成药是
   A. 泻肝安神丸
   B. 心速宁胶囊
   C. 北芪五加片
   D. 复方罗布麻颗粒
   E. 补脑丸

35. 某女,32岁。经血非时而下,量时多时少,时出时止,淋漓不断,经色暗有血块;舌质紫暗,尖边有瘀点,脉弦细。证属瘀血阻络,宜选用的中成药是
   A. 宫血停颗粒
   B. 人参归脾丸
   C. 安坤赞育丸
   D. 定坤丹
   E. 加味逍遥丸

36. 下列治法属于补母泻子的是
   A. 滋水涵木法
   B. 抑木扶土法
   C. 培土制水法
   D. 佐金平木法
   E. 泻南补北法

37. 下列关于泄泻健康指导错误的是
   A. 可食用一些对消化吸收有帮助的食物,如山楂、山药、莲子肉等
   B. 若虚寒腹泻,可予淡姜汤饮用,以振奋脾阳,调和胃气
   C. 急性泄泻患者应禁食
   D. 饮食以清淡、富营养、易消化食物为主
   E. 若泄泻而耗伤胃气,可给予淡盐汤、饭汤、米粥以养胃气

38. 生石灰的吸湿率可达

A. 5%~10%
B. 10%~15%
C. 15%~20%
D. 20%~25%
E. 25%~30%

39. 乳香在其贮存过程中最易出现
   A. 泛油
   B. 腐烂
   C. 粘连
   D. 霉变
   E. 潮解

40. 药店的某一列中药斗谱排列如图所示。该斗谱中,因排列不合理需调整的斗谱组合是

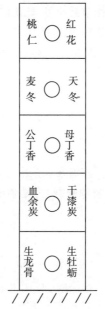

   A. 桃仁与红花
   B. 麦冬与天冬
   C. 公丁香与母丁香
   D. 血余炭与干漆炭
   E. 生龙骨与生牡蛎

二、配伍选择题

答题说明

共50题,每题1分。题目分为若干组,每组题目对应同一组备选项,备选项可重复选用,也可不选用。每题只有1个备选项最符合题意。

[41~43]
   A. 喘证风寒闭肺证
   B. 喘证风热伤肺证
   C. 喘证痰热壅肺证

D. 喘证肺肾阴虚证
E. 喘证肾不纳气证

41. 某男,64岁。喘咳气逆,呼吸急促,胸部胀闷,痰多色白稀薄而带泡沫,兼头痛鼻塞、无汗、恶寒、发热。舌苔薄白而滑,脉浮紧,中医辨证为

42. 某女,27岁。喘咳气涌,胸部胀痛,痰黏稠色黄,夹血痰,伴胸中烦闷,身热,有汗,口渴喜冷饮,咽干,面红,尿赤,便秘,舌质红,苔薄黄腻,脉滑数,中医辨证为

43. 某男,61岁。喘促日久,呼多吸少,气不得续,动则喘甚,小便常因咳甚而失禁,面唇青紫,舌红少津,脉细,中医辨证为

[44~45]
A. 肝经风热
B. 津液亏耗
C. 湿热
D. 脾虚
E. 精气衰竭

44. 眼胞红肿的临床意义为
45. 眼窝下陷的临床意义为

[46~47]
A. 培土制水法
B. 佐金平木法
C. 泻南补北法
D. 抑木扶土法
E. 滋水涵木法

46. 适用于木旺乘土之证的治则治法为
47. 适用于脾虚不运、水湿泛溢而致水肿胀满之证的治则治法为

[48~50]
A. 先煎
B. 后下
C. 包煎
D. 冲服
E. 烊化

48. 使用龟鹿二仙胶时应
49. 使用钩藤时应
50. 使用车前子时应

[51~53]
A. 宣肺散寒平喘
B. 辛凉解表,宣肺清热
C. 清热化痰,宣肺止咳
D. 补肾纳气
E. 滋阴润肺,止咳化痰

51. 肾气丸合参蛤散对应的治法是
52. 麻黄汤合华盖散对应的治法是
53. 桑白皮汤对应的治法是

[54~56]
A. 补骨脂
B. 青果
C. 首乌藤
D. 秦艽
E. 白芷

54. 破故纸的正名是
55. 夜交藤的正名是
56. 左秦艽的正名是

[57~58]
A. 高层
B. 中上层
C. 中下层
D. 较下层
E. 最低层

57. 龙骨宜放在斗架的
58. 地骨皮宜放在斗架的

[59~60]
A. 产生络合物,妨碍吸收
B. 产生或增加毒性
C. 产生沉淀,降低药物疗效
D. 抑制药物活性
E. 引发药源性肝炎

59. 含镁、钙、铁等金属离子的中药与左旋多巴联用能
60. 金银花、黄芩等中药及其制剂与乳酶生联用能

[61~63]
A. 规章制度

B. 项目清单和复核系统
C. 自动化和信息化
D. 强制功能和约束
E. 标准化和协议

61. 对出现错误的医嘱条目予以即时提醒
62. 建立多重核对流程
63. 规范处方行为

[64~66]
A. 大补阴丸
B. 龟龄集
C. 人参归脾丸
D. 六味地黄丸
E. 补中益气丸

64. 阴虚老人宜选用
65. 阳虚老人宜选用
66. 心脾两虚老人宜选用

[67~69]
A. 脾虚下陷
B. 脾阳虚
C. 寒湿困脾
D. 脾胃湿热
E. 脾不统血

67. 某女,45岁。胃下垂,食纳减少,食后作胀,少腹下坠,体倦少气,气短懒言,面色萎黄,舌淡苔白,脉虚。可辨证为
68. 某男,43岁。面目皮肤发黄,鲜明如橘色,脘腹胀满,不思饮食,厌恶油腻,恶心呕吐,体倦身重,发热,口苦,尿少而黄。舌苔黄腻,脉濡数。可辨证为
69. 某女,27岁。面色苍白,饮食减少,倦怠乏力,气短,月经过多,舌质淡,脉细弱。可辨证为

[70~72]
A. 艾叶
B. 延胡索
C. 瓜蒌
D. 诃子
E. 赤小豆

70. 灸草、冰台的正名是

71. 元胡、玄胡索的正名是
72. 诃黎勒的正名是

[73~75]
A. 柏子仁和酸枣仁
B. 厚朴与海桐皮
C. 丁香和郁金
D. 杜仲和续断
E. 鸡矢藤和鸡血藤

某药店的部分中药斗谱图排列如下:

| 柏子仁 | 酸枣仁 | 厚朴 | 海桐皮 | 丁香 | 郁金 | 杜仲 | 续断 | 鸡矢藤 | 鸡血藤 |

73. 因气味恶劣,不宜与其他饮片装于同一药斗中,需要调整斗谱位置的是
74. 因饮片外观性状相似易引起混淆,需要调整斗谱位置的是
75. 属于配伍禁忌,不宜与其他饮片装于同一药斗中,需要调整斗谱位置的是

[76~77]
A. 涂膜剂
B. 气雾剂
C. 锭剂
D. 凝胶剂
E. 流浸膏剂

76. 除另有规定外,应避光,密闭贮存,并应防冻的中成药剂型是
77. 除另有规定外,应密封贮存的中成药剂型是

[78~79]
A. 固阴煎
B. 逍遥散
C. 清热调血汤
D. 四物汤
E. 膈下逐瘀汤

78. 痛经属气滞血瘀者,宜选用的方剂是
79. 痛经属湿热瘀阻者,宜选用的方剂是

[80~81]
A. 元气
B. 宗气

C. 卫气
D. 营气
E. 肾气

80. 行于脉内的是
81. 行于脉外的是

[82~83]
A. 月季花
B. 丁香
C. 天冬
D. 肉苁蓉
E. 没药

82. 日光照射下,颜色变浅,干燥易碎的中药是
83. 日光照射下,发生气味散失,泛油的中药是

[84~85]
A. 虫蛀
B. 霉变
C. 挥发
D. 沉淀
E. 酸败

84. 药酒在贮藏中,易于发生的是
85. 合剂在贮藏中,易于发生的是

[86~87]
A. 龟甲
B. 白豆蔻
C. 车前子
D. 三七
E. 灶心土

86. 需要先煎的中药饮片是
87. 需要后下的中药饮片是

[88~90]
A. 肝气郁结
B. 肝火上炎
C. 肝阴虚
D. 肝阳上亢
E. 肝血虚证

88. 某男,36岁。胁肋胀痛,胸闷不舒,善太息,神情沉默,不欲饮食,脉弦,舌苔白滑。可辨证为
89. 某男,61岁。眩晕耳鸣,面白无华,爪甲不荣,夜寐多梦,舌淡苔白,脉弦细。可辨证为
90. 某女,63岁。眩晕耳鸣,胁痛目涩,面部烘热,五心烦热,舌红少津,脉弦细数。可辨证为

三、综合分析选择题

答题说明

共20题,每题1分。题目分为若干组,每组题目基于同一个临床情景、病例、实例或者案例的背景信息逐题展开。每题的备选项中,只有1个最符合题意。

[91~93]
某女,23岁。妊娠4个月,身体无病,脉象应指往来流利,如珠走盘。

91. 此脉应属于
A. 紧脉
B. 弦脉
C. 洪脉
D. 滑脉
E. 细脉

92. 正常情况下,除孕妇外,此脉还可见于
A. 老年人
B. 青壮年
C. 婴幼儿

D. 哺乳期妇女
E. 更年期妇女

93. 在病理情况下,该脉的主病为
A. 痛证、痰饮、气滞
B. 痛证、寒证、食积
C. 痰饮、食滞、实热
D. 痛证、气滞、血瘀
E. 寒证、瘀血、食积

[94~95]
某男,43岁。因失眠长期大量服用天王补心丸出现恶心、呕吐、腹痛、腹泻、口中有金属味、流涎、口腔黏膜充血、牙龈肿胀溃烂、少尿、蛋白尿等

症状。

94. 根据症状可判断该患者为
A. 砷中毒
B. 蟾酥中毒
C. 汞中毒
D. 马钱子中毒
E. 铝中毒

95. 对该患者无效的解毒方法是
A. 清除毒物,如催吐、洗胃、导泻、输液,服用牛奶、蛋清等
B. 注射阿托品,服用颠茄合剂
C. 可用二巯基丙醇类、硫代硫酸钠解毒
D. 纠正水液代谢和电解质紊乱、抗休克、肾透析等对症治疗
E. 土茯苓煎汤饮

[96～97]
某男,64 岁。心悸,气短,自汗,活动或劳累后加重,兼有面色白,体倦乏力,舌质淡,舌体胖嫩,苔白,脉虚。

96. 中医辨证是
A. 心阳虚
B. 心气虚
C. 心血虚
D. 心阴虚
E. 心火亢盛

97. 辨证要点是
A. 心脏及全身功能活动衰弱
B. 出现虚寒症状
C. 心的常见症状与血虚证共见
D. 心的常见症状与阴虚证共见
E. 心及舌、脉等有关组织出现实火内炽的症状

[98～101]
某男,24 岁。身热较著,微恶风,头胀痛,咳嗽少痰,咽痛咽红,口渴。舌边尖红,苔薄白,脉浮数。中医诊断为感冒。

98. 中医辨证为
A. 阳暑
B. 时行感冒
C. 风热感冒
D. 风寒感冒
E. 体虚感冒

99. 中医治法为
A. 辛凉解表,宣肺清热
B. 清热生津
C. 辛温解表,宣肺散寒
D. 清热解毒,凉血泻火
E. 益气解表

100. 治疗宜选用的基础方剂是
A. 荆防败毒散
B. 清瘟败毒饮
C. 参苏饮
D. 银翘散
E. 白虎汤

101. 宜选用的中成药是
A. 清暑解毒颗粒
B. 荆防颗粒
C. 双黄连口服液
D. 连花清瘟胶囊
E. 败毒散

[102～104]
某男,65 岁,滑精早泄,尿后余沥不尽,伴见腰膝酸软,面色淡白,听力减退。

102. 此证属
A. 肾精不足证
B. 肾阳虚证
C. 肾阴虚证
D. 肾气不固证
E. 肾不纳气证

103. 最有可能出现的脉象是
A. 细弱脉
B. 数脉
C. 滑脉
D. 涩脉
E. 代脉

104. 最有可能出现的舌象为
A. 舌淡苔白
B. 舌红苔黄
C. 舌暗紫
D. 舌体白胖

E. 舌红苔黑

[105～106]

某男,20岁,因慢性鼻炎口服鼻炎宁颗粒12g,用药10分钟后,出现全身皮肤瘙痒、四肢抽搐。送医院急救,30分钟后出现咽喉部阻塞感、四肢麻木、头痛,继而出现寒战、心悸、胸闷、呼吸困难、意识不清,并伴有恶心呕吐。既往体健,无药物及食物过敏史。查体:T 36.8℃,P 116次/分,R 29次/分,BP 66/37mmHg。神志恍惚,面色苍白,唇甲发绀,额头冷汗出。医师综合分析病情,考虑药物不良反应,给予系统治疗。

105. 根据上述临床资料,该患者发生的不良反应是
　　A. 肝损害
　　B. 过敏性休克
　　C. 骨髓抑制
　　D. 肾损害
　　E. 皮疹

106. 上述案例提示,为了保证用药安全,在患者用药前,药师应进行用药指导。关于该药的用药指导,错误的是
　　A. 患者应在医师指导下严格按照说明书用药
　　B. 对有药物过敏史或过敏体质的患者应避免使用
　　C. 首次用药及用药后30分钟内加强用药监护
　　D. 出现面色潮红、皮肤瘙痒等早期症状应引起重视并密切观察,必要时及时停药并对症治疗
　　E. 严格控制用药剂量和疗程,一般连续用药不宜超过3个月

[107～110]

某女,36岁。精神抑郁,胸部闷塞,胁肋胀满,咽中如有物梗塞,咽之不下,咯之不出。舌苔白腻,脉弦滑。

107. 其中医辨证为
　　A. 肝气郁结证
　　B. 心神失养证
　　C. 心脾两虚证
　　D. 痰气郁结证
　　E. 心肾不交证

108. 其治法为
　　A. 疏肝解郁,理气畅中
　　B. 行气开郁,化痰散结
　　C. 健脾养心,补益气血
　　D. 交通心肾
　　E. 甘润缓急,养心安神

109. 可选用的基础方剂是
　　A. 柴胡疏肝散
　　B. 半夏厚朴汤
　　C. 归脾汤
　　D. 四君子汤
　　E. 甘麦大枣汤

110. 可选用的中成药是
　　A. 舒肝平胃丸
　　B. 逍遥丸
　　C. 脑力静
　　D. 归脾丸
　　E. 四君子丸

四、多项选择题

答题说明

共10题,每题1分。每题的备选项中,有2个或2个以上符合题意,错选、少选均不得分。

111. 微波干燥养护法的优点有
　　A. 干燥迅速
　　B. 反应灵敏
　　C. 加热均匀
　　D. 热效率高
　　E. 产品质量好

112. 婴幼儿体虚、面黄、消瘦、厌食,宜选用
　　A. 山药
　　B. 稻芽
　　C. 茯苓
　　D. 白术
　　E. 扁豆

113. 气行失常包括
　　A. 气滞

B. 气逆

　C. 气陷

　D. 气闭

　E. 气脱

114. 喘证痰热壅肺证常用中成药有

　A. 清肺消炎丸

　B. 橘红痰咳颗粒

　C. 祛痰止咳颗粒

　D. 葶贝胶囊

　E. 补金片

115. 适用于峻吐法的有

　A. 痰涎壅滞胸中

　B. 宿食内停上脘

　C. 中风实证之闭证

　D. 误食毒物，尚在胃脘

　E. 水饮邪热壅实、形气俱实之胸腹水肿

116. 下列药物应单包的有

　A. 薄荷

　B. 蒲黄

　C. 鲜地黄

　D. 通草

　E. 瓜蒌

117. 不宜使用下法的有

　A. 邪在表者

　B. 邪在半表半里者

　C. 阳明病腑未实者

　D. 血虚津枯、肠燥便秘证

　E. 里实积滞、邪实正虚之便秘证

118.《黄帝内经·素问》创建的医学理论有

　A. 阴阳

　B. 脏腑

　C. 经络

　D. 五行

　E. 精、气、神

119. 与剂量和药理作用无关的不良反应有

　A. 后遗效应

　B. 特异质反应

　C. 变态反应

　D. 首剂反应

　E. 继发反应

120. 下列可引起肝损伤的动物药有

　A. 斑蝥

　B. 鱼胆

　C. 蜈蚣

　D. 猪胆

　E. 蟾酥

试卷标识码:

执业药师资格考试

中药学综合知识与技能
押题秘卷（四）

考生姓名：_____

准考证号：_____

工作单位：_____

一、最佳选择题

答题说明

共40题,每题1分。每题的备选项中,只有1个最符合题意。

1. 若体型偏瘦,食量大,消化吸收功能旺盛,个性外向活泼,爱动,属于
   A. 偏阳质
   B. 偏阴质
   C. 阴阳平和质
   D. 阳虚
   E. 气虚

2. 把五脏、六腑、形体、官窍等全身组织器官联系成有机整体的是
   A. 精
   B. 经络
   C. 气
   D. 血
   E. 津液

3. 瘀血引起出血的特点是
   A. 出血量多
   B. 出血颜色鲜明
   C. 出血量少
   D. 出血伴有血块
   E. 出血色淡质清稀

4. 某男,57岁。畏寒怕冷,四肢不温,口淡不渴,自汗,小便清长,大便溏薄,舌质淡,舌体胖,苔白滑,脉沉迟。中医辨证为
   A. 气虚
   B. 血虚
   C. 阴虚
   D. 阳虚
   E. 阴阳两虚

5. 某男,27岁。头痛且胀,发热,口渴欲饮,面红目赤,舌红,苔黄,脉浮数,辨证为
   A. 肝阳头痛
   B. 风热头痛
   C. 瘀血头痛
   D. 风寒头痛
   E. 血虚头痛

6. 外感风寒、瘀血阻滞或血虚失养所致的偏头痛,应选用
   A. 养血清脑颗粒
   B. 天麻头痛片
   C. 丹七片
   D. 川芎茶调颗粒
   E. 都梁软胶囊

7. 药物不良反应和药源性疾病的差别在于
   A. 病种不同
   B. 药品不同
   C. 剂量不同
   D. 用药方式不同
   E. 后果和危害程度不同

8. 中西药联用,能降低西药用药剂量的药组是
   A. 石麦汤与氯氮平
   B. 丹参注射液与多巴胺
   C. 木防己汤与地高辛
   D. 钩藤散与甲基多巴
   E. 珍菊降压片与盐酸可乐定

9. 含香豆素类成分的独活、白芷、羌活等中药,血浆蛋白结合率高,与西药联用后的正确描述是
   A. 影响华法林的药效作用
   B. 与中枢神经系统作用药物联用,必要时需监测西药血药浓度
   C. 可以将口服降糖药甲苯磺丁脲置换出来而引起低血糖
   D. 使地高辛的游离血药浓度明显升高,易造成中毒
   E. 与磺胺类药物合用时,导致血液及肝脏内磺胺类药物浓度增加

10. 某男,5岁。近日不思饮食,嗳腐酸馊,脘腹胀满,疼痛拒按,大便酸臭,夜寐不安,手足心热,苔白厚腻,脉弦滑。治宜选用的方剂是
    A. 消乳丸
    B. 健脾丸
    C. 枳术丸
    D. 保和丸
    E. 二陈汤

11. 药物的毒性作用是指

A. 药物所致变态反应
B. 药物超过最大剂量引起脏器损害
C. 致病原产生耐受性
D. 停药后的持续作用
E. 遗传作用

12. 中药不良反应的监测方法不包括
    A. 走访调查
    B. 自愿呈报系统
    C. 集中监测系统
    D. 记录联结
    E. 记录应用

13. 某男,50岁。形体肥胖,经常眩晕,头重如裹,胸闷恶心,食少多痰。舌苔白腻,脉濡。治宜选用的中成药是
    A. 天麻钩藤颗粒
    B. 左归丸
    C. 济生肾气丸
    D. 归脾丸
    E. 半夏天麻丸

14. 某女,32岁。因支气管哮喘入院治疗,医师处方为氨茶碱,为提高治疗效果,应联用的方剂是
    A. 小柴胡汤
    B. 葛根汤
    C. 真武汤
    D. 小青龙汤
    E. 木防己汤

15. 某女,42岁。眩晕日久不愈,精神萎靡,两目干涩,视力减退,腰膝酸软,耳鸣齿摇,颧红咽干,五心烦热。舌红少苔,脉细数。宜辨证为
    A. 肾精不足
    B. 气血亏虚
    C. 痰湿中阻
    D. 肝血亏虚
    E. 肝阳上亢

16. 淋巴细胞增多常见于
    A. 传染病的急性期
    B. 再生障碍性贫血
    C. 接触放射线
    D. 细胞免疫缺陷病
    E. 长期应用肾上腺皮质激素

17. 某女,65岁。肌肤不仁,手足麻木,突然发生口眼歪斜,语言不利,口角流涎,舌强语謇。舌苔薄白,脉浮数。宜选用的方剂是
    A. 丹栀逍遥散加减
    B. 真方白丸子
    C. 二陈汤加减
    D. 保和丸加减
    E. 良附丸加减

18. 某女,32岁。乳房肿块,质韧不坚,胀痛,症状常随喜怒消长;伴胸闷胁胀,善郁易怒,失眠多梦,心烦口苦。舌苔薄黄,脉弦滑。证属肝郁痰凝。宜选用的治法是
    A. 疏风清肺
    B. 清热除湿解毒
    C. 调摄冲任
    D. 疏肝解郁,化痰散结
    E. 除湿化痰,活血散结

19. 规定了毒性中药的用药剂量,根据药物毒性分级的高低不同,限定了用药剂量的是
    A.《中华本草》
    B.《中药大辞典》
    C.《本草纲目》
    D.《本草经集注》
    E.《中华人民共和国药典》

20. 奠定了中医学理论基础的是
    A.《伤寒论》
    B.《金匮要略》
    C.《温疫论》
    D.《千金翼方》
    E.《黄帝内经》

21. 某女,36岁。胁痛口苦,头晕目赤,耳鸣耳聋,耳肿疼痛,尿赤涩痛,带下,治疗宜选用的中成药为
    A. 舒肝止痛丸
    B. 龙胆泻肝丸
    C. 利胆片
    D. 胆石清片
    E. 元胡止痛片

22. 执业药师在指导低血压患者使用间羟胺(阿拉明)或多巴胺类药物时,为提高升压作用,减轻对升压药的依赖,可嘱患者同用的中成药是
    A. 生脉注射液
    B. 参附注射液

C. 黄芪注射液
D. 丹参注射液
E. 川芎嗪注射液

23. 以下属于与药材品质有关的中药名称是
    A. 广陈皮
    B. 鹅枳实
    C. 炒山药
    D. 苦杏仁
    E. 东阿胶

24. 患儿,7岁。面色萎黄,形体消瘦,神疲肢倦,不思饮食,腹满喜按,大便溏稀腥臭,夹不消化食物残渣,舌淡苔白腻,脉濡细而滑。治法为
    A. 健脾助运,消食化滞
    B. 健脾益气,佐以助运
    C. 消乳化食,和中导滞
    D. 调和脾胃,运脾开胃
    E. 滋脾养胃,佐以助运

25. 某男,28岁。丘疹色红,或有痒痛,伴口渴喜饮,大便秘结,小便短赤。舌质红,苔薄黄,脉弦滑。中医辨证为
    A. 胃肠湿热
    B. 肺经风热
    C. 肝郁痰凝
    D. 痰湿瘀滞
    E. 风热犯表

26. 老年人用药剂量应
    A. 首次服用剂量加倍
    B. 首次服用剂量给足
    C. 严格按说明书成人剂量服用
    D. 从最大剂量服用
    E. 从最小剂量服用

27. 某女,24岁。产后乳汁淤积结块,皮色微红,肿胀疼痛;伴恶寒发热,周身酸楚,口渴,便秘。舌苔薄,脉数。证属气滞热壅。治疗宜选用的方剂是
    A. 黄连上清丸
    B. 右归丸
    C. 逍遥蒌贝散
    D. 牛蒡瓜蒌汤
    E. 左归丸

28. 处方调剂复核时,应予以纠正的错付是

A. 草决明付决明子
B. 双花付金银花
C. 二术付苍术、白术
D. 大腹子付桔梗
E. 益母草子付茺蔚子

29. 属于配伍禁忌,斗谱排列时不能装于一斗及上下斗的饮片是
    A. 当归与独活
    B. 天葵子与冬葵子
    C. 藜芦与漏芦
    D. 甘草与芫花
    E. 法半夏与川贝母

30. 某男,61岁。糖尿病病史。服用西药降糖药的同时,因求效心切,自行服用中成药消糖灵胶囊,结果出现头晕、心悸、汗出等症状,急到医院就诊,检查为低血糖反应。该患者出现低血糖最可能的原因是
    A. 所服消糖灵胶囊含有二甲双胍
    B. 所服消糖灵胶囊含有格列吡嗪
    C. 所服消糖灵胶囊含有阿卡波糖
    D. 所服消糖灵胶囊含有格列齐特
    E. 所服消糖灵胶囊含有格列本脲

31. 某男,32岁。因银屑病来医院就诊,医师辨证为血虚风燥,开具的处方:土茯苓、半枝莲、龙葵、生地黄、当归、白芍、徐长卿、牡丹皮、紫草、水牛角、炒槐花、北豆根、生侧柏、白鲜皮、地肤子、鬼箭羽。煎煮时需要后下的饮片是
    A. 牡丹皮
    B. 徐长卿
    C. 土茯苓
    D. 炒槐花
    E. 白鲜皮

32. 藏药的酸味药物能
    A. 生胃火,增强消化功能
    B. 使身体坚实,有疏通作用
    C. 开胃、驱虫、止渴、解毒
    D. 治下颌病、喉蛾
    E. 下泻、疏通脉管

33. 下列哪一项不是肝络失养胁痛的特点
    A. 胁肋灼热疼痛
    B. 悠悠不休

C. 遇劳加重
D. 舌红少苔
E. 头晕目眩

34. 下列疾病中不可参考中风辨证论治的是
    A. 脑梗死
    B. 癫痫
    C. 脑出血
    D. 短暂性脑缺血发作
    E. 蛛网膜下腔出血

35. 某女,51岁。经断前后,阵发性烘热汗出,烦躁易怒,情绪异常,腰膝酸软,头晕耳鸣,乳房胀痛,月经紊乱。舌淡红苔薄白,脉弦细。中医辨证为
    A. 阴虚火旺
    B. 气血两虚
    C. 脾肾阳虚
    D. 脾不统血
    E. 肝郁肾虚

36. 煎药质量要求,挤出的残液量不超出残渣总重量的
    A. 10%
    B. 15%
    C. 20%
    D. 25%
    E. 30%

37. 某男,6岁。发热恶风,麻疹透发不出。舌苔薄黄,脉浮数。证属表邪外束,疹毒内陷,麻疹不透。应选用的治法是
    A. 辛温解表法
    B. 辛凉解表法
    C. 透疹解表法
    D. 养血解表法
    E. 益气解表法

38. 下列药物实行对抗同贮,可防鹿茸生虫的是
    A. 菟丝子
    B. 牵牛子
    C. 酸枣仁
    D. 决明子
    E. 花椒

39. 易散失气味的饮片是
    A. 大黄
    B. 肉桂
    C. 乳香
    D. 黄芩
    E. 泽泻

40. 药店的某一列中药斗谱排列如图所示。该斗谱中,因排列不合理需调整的斗谱组合是

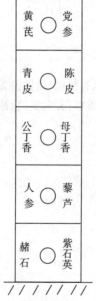

A. 黄芪与党参
B. 青皮与陈皮
C. 公丁香与母丁香
D. 人参与藜芦
E. 赭石与紫石英

二、配伍选择题

答题说明

共50题,每题1分。题目分为若干组,每组题目对应同一组备选项,备选项可重复选用,也可不选用。每题只有1个备选项最符合题意。

[41~43]
A. 补阳还五汤
B. 血府逐瘀汤
C. 瓜蒌薤白桂枝汤合当归四逆汤

D. 生脉散合人参养荣汤
E. 附子汤合右归饮
41. 治疗胸痹气阴两虚证的方剂是
42. 治疗胸痹寒凝心脉证的方剂是
43. 治疗胸痹气虚血瘀证的方剂是

[44~45]
A. 肝经风热
B. 津液亏耗
C. 气血不足
D. 精气衰竭
E. 肝风

44. 目眦淡白的临床意义为
45. 两目上视的临床意义为

[46~47]
A. 心
B. 肝
C. 脾
D. 肺
E. 肾

46. 能够保持呼吸一定深度的脏腑是
47. 体内外气体交换的场所是

[48~50]
A. 牛蒡子
B. 灯心草
C. 熟地黄
D. 生石膏
E. 大黄

48. 调配时应先称的药物是
49. 调配时应后称的药物是
50. 调配时应临时捣碎的药物是

[51~53]
A. 益气活血,通脉止痛
B. 理气活血,通脉止痛
C. 通阳泄浊,豁痰宣痹
D. 辛温散寒,宣通心阳
E. 益气养阴,活血通脉

51. 胸痹气阴两虚证的治法是

52. 胸痹寒凝心脉证的治法是
53. 胸痹气虚血瘀证的治法是

[54~55]
A. 0.05~0.1g
B. 0.3~0.6g
C. 0.5~1.5g
D. 1.5~3g
E. 3~6g

54. 雄黄的用量是
55. 生白附子的用量是

[56~57]
A. 阿胶
B. 西洋参
C. 竹沥水
D. 葫芦壳
E. 海金沙

56. 需要另煎的中药饮片是
57. 需要煎汤代水的中药饮片是

[58~59]
A. 泻下
B. 活血
C. 行气
D. 收敛
E. 补气

58. 大黄用1~5g能
59. 大黄用0.05~0.3g能

[60~62]
A. 乌头碱
B. 士的宁
C. 二硫化二砷
D. 马兜铃酸
E. 强心苷

60. 雄黄类药物主要的有毒成分是
61. 乌头类药物主要的有毒成分是
62. 黄花夹竹桃主要的有毒成分是

[63~65]
A. 补中益气汤
B. 四逆汤
C. 苓桂术甘汤
D. 钩藤散
E. 茵陈蒿

63. 与强心药地高辛等联用,可以提高疗效和改善心功能不全患者的自觉症状的是
64. 与抗高血压药甲基多巴联用,有利于改善老年高血压的治疗的是
65. 与灰黄霉素联用,可增强灰黄霉素的吸收而增强疗效的是

[66~68]
A. 肝阳化风
B. 肝胆湿热
C. 血虚生风
D. 热极生风
E. 寒滞肝脉

66. 某男,32岁。高热,肢体抽搐,项强,两眼上翻,角弓反张,神志昏迷,舌红脉弦数。可辨证为
67. 某女,42岁。头目眩晕,视物模糊,面色萎黄,肢体麻木,手足拘急,肌肉瞤动,脉弦细,舌淡少苔。可辨证为
68. 某男,65岁。眩晕欲仆,头胀头痛,肢麻震颤,舌体歪斜,舌红脉弦,猝然昏倒,舌强,语言不利,半身不遂。可辨证为

[69~71]
A. 续断
B. 陈皮
C. 泽泻
D. 山药
E. 板蓝根

69. 可与薏苡仁同放于一个药斗中的是
70. 可与大青叶同放于一个药斗中的是
71. 可与青皮同放于一个药斗中的是

[72~74]
A. 参桂胶囊
B. 血府逐瘀口服液
C. 丹蒌片
D. 冠心苏合滴丸
E. 芪苈强心胶囊

72. 治疗胸痹气虚血瘀证的中成药是
73. 治疗胸痹寒凝心脉证的中成药是
74. 治疗胸痹气滞血瘀证的中成药是

[75~77]
A. 0.05~0.1g
B. 2~5g
C. 3~5g
D. 3~6g
E. 3~9g

75. 蜈蚣的用量是
76. 蕲蛇的用量是
77. 蓖麻子的用量是

[78~79]
A. 陈皮和青皮
B. 荆芥和紫苏叶
C. 三棱和莪术
D. 天葵子和冬葵子
E. 牛黄和麝香

某药店的部分中药斗谱图排列如下:

陈皮	青皮	荆芥	紫苏叶	三棱	莪术	天葵子	冬葵子	牛黄	麝香

78. 因属于贵细药品,不能存放在一般的药斗内的是
79. 因饮片外观性状相似易引起混淆,需要调整斗谱位置的是

[80~81]
A. 由实转虚
B. 因虚致实
C. 实中夹虚
D. 真实假虚
E. 真虚假实

80. 因疾病失治或治疗不当,以致病邪久留,损伤人体正气,称为
81. 因实邪结聚,阻滞经络,气血不能外达,可导致

[82～83]
A. 鱼
B. 苋菜
C. 咸食品
D. 生葱
E. 醋

82. 肾炎、水肿患者,不能吃的是
83. 患哮喘、过敏性皮炎、肝炎、疮疖患者,不能吃的是

[84～85]
A. 千金子
B. 五味子
C. 牛蒡子
D. 马钱子
E. 沙苑子

84. 续随子的正名是
85. 潼蒺藜的正名是

[86～87]
A. 山豆根
B. 丹参
C. 龙眼肉
D. 甘草
E. 梅花

86. 广豆根的正名是
87. 赤参的正名是

[88～90]
A. 肾阳虚
B. 肾阴虚
C. 肾精不足
D. 肾气不固
E. 肾不纳气

88. 头晕目眩,耳鸣耳聋,牙齿松动,失眠遗精,口燥咽干,五心烦热,盗汗,腰膝酸痛,舌红,脉细数,可辨证为
89. 气虚喘促,呼多吸少,动则喘甚,汗出,四肢不温,恶风寒,面部虚浮,脉虚浮,舌质淡,可辨证为
90. 形寒肢冷,精神不振,腰膝酸软,或阳痿不举,舌淡苔白,脉沉迟无力,可辨证为

三、综合分析选择题

答题说明

共20题,每题1分。题目分为若干组,每组题目基于同一个临床情景、病例、实例或者案例的背景信息逐题展开。每题的备选项中,只有1个最符合题意。

[91～94]
患者,女,33岁,因误食蜈蚣中毒。

91. 蜈蚣中毒的消化系统的症状有
  A. 恶心呕吐、腹痛腹泻、十二指肠溃疡、黄疸、急性肝损害
  B. 腹痛腹泻、肠道溃疡、黄疸肝炎、尿量减少
  C. 肠道溃疡、黄疸肝炎、尿量减少、恶心呕吐
  D. 黄疸肝炎、尿量减少、恶心呕吐、腹痛腹泻
  E. 尿量减少、恶心呕吐、腹痛腹泻、肠道溃疡

92. 蜈蚣中毒循环系统的症状有
  A. 心悸、胸闷、气短、心律失常、血压下降
  B. 胸闷、结膜充血、尿量减少
  C. 气短、瘫痪昏迷、食欲下降、体温增高
  D. 心律失常、心动气短、恶心呕吐、腹痛腹泻
  E. 血压下降、肠炎便血

93. 蜈蚣中毒的过敏反应症状有
  A. 心悸、胸闷、气短、心律失常、血压下降
  B. 口唇肿胀、胸闷、结膜充血、尿量减少
  C. 呼吸困难、过敏性皮疹、口唇肿胀、过敏性休克、鼻有黏性物
  D. 过敏性休克、瘫痪昏迷、食欲下降、体温增高
  E. 鼻有黏性物、心动气短、恶心呕吐、腹痛腹泻

94. 蜈蚣中毒的解救方法有
  A. 中毒后立即催吐,用1:4000 高锰酸钾洗胃,服用蛋清、乳汁或通用解毒剂,静脉输液内加维生素C
  B. 用2%～3%碳酸氢钠液洗胃,然后服药用炭,吸附毒素
  C. 用1:5000 高锰酸钾液洗胃,内服硫酸镁导泻

D. 用1:5000~1:2000的高锰酸钾液及大量清水或3%过氧化氢充分洗胃催吐,然后服硫代硫酸钠2g

E. 先用碘酒20~30滴,温开水送服,再用1:5000高锰酸钾或5%碳酸氢钠洗胃,内服硫酸钠导泻,口服牛奶、蛋清,保护胃黏膜

[95~96]

某男,52岁。因"类风湿关节炎",口服雷公藤片3次/日,每次2片,用药35天后,患者出现小便色黄,皮肤瘙痒,全身皮肤进行性黄染,遂入院治疗。实验室检查:尿常规示尿胆原(+)、胆红素(+++);肝功能示谷草转氨酶581U/L,谷丙转氨酶353U/L,谷氨酰转肽酶942U/L,总胆红素267.3μmol/L,直接胆红素161μmol/L,间接胆红素106.3μmol/L,甲、乙、丙、丁、戊型肝炎病毒学标志均呈阴性。医师综合分析病情,考虑药物不良反应,给予系统治疗。

95. 根据上述临床资料,该患者发生的不良反应是
   A. 胆汁淤积型肝炎
   B. 急性胆囊炎
   C. 急性胰腺炎
   D. 消化性溃疡
   E. 病毒性肝炎

96. 为保证用药安全,在用药前药师应进行用药指导。关于该药用药指导的描述,错误的是
   A. 患者用药必须在医师的指导下使用,用药初期从最小剂量开始
   B. 严格控制用药剂量和疗程,一般连续用药不宜超过两个月
   C. 用药期间应定期随诊并注意检查血、尿常规,加强心电图和肝肾功能监测
   D. 儿童、育龄期有孕育要求者、孕妇及哺乳期妇女禁用
   E. 心、肝、肾功能不全者禁用

[97~98]

某男,67岁。久咳不已,气短心悸,面色白,口唇青紫,舌淡,脉细弱。

97. 中医辨证为
   A. 心肺两虚
   B. 心脾两虚
   C. 心肾不交
   D. 肺脾两虚
   E. 肝火犯肺

98. 辨证要点为心悸咳喘兼见
   A. 阴虚证
   B. 阳虚证
   C. 气虚证
   D. 血虚证
   E. 气血两虚证

[99~102]

某女,36岁。胃痛隐隐,绵绵不休,喜温喜按,空腹痛甚,得食痛缓,劳累或受凉后发作或加重,时呕清水,神疲懒少,四肢倦怠,手足不温,大便溏薄。舌淡苔白,脉虚弱或迟缓。中医诊断为胃痛。

99. 中医辨证为
   A. 脾胃虚寒
   B. 寒邪客胃
   C. 肝气犯胃
   D. 湿热中阻
   E. 饮食伤胃

100. 宜选用的治法是
   A. 疏肝解郁,理气止痛
   B. 温中健脾,和胃止痛
   C. 疏肝理气,和胃止痛
   D. 消食导滞,和胃止痛
   E. 温胃散寒,行气止痛

101. 宜选用的方剂是
   A. 丹栀逍遥散
   B. 柴胡疏肝散
   C. 良附丸
   D. 黄芪建中汤
   E. 保和丸

102. 宜选用的中成药是
   A. 槟榔四消丸
   B. 温胃舒胶囊
   C. 沉香化气丸
   D. 保和丸
   E. 安中片

[103～105]

某男,65岁。有高血压病史,头痛目眩反复发作2年,伴有胁痛目涩,面部烘热,五心烦热,潮热盗汗,口咽干燥,手足蠕动,舌红少津,脉弦细数。

103. 该病应辨证为
   A. 肝血虚
   B. 肝火上炎
   C. 肝阳上亢
   D. 肝阴虚
   E. 肝肾阴虚

104. 进而头痛、头胀、眩晕,时轻时重,耳鸣耳聋,口燥咽干,两目干涩,失眠健忘,腰膝酸软,舌红少津,脉多弦而有力,此时应辨证为
   A. 肝阴虚
   B. 肝火上炎
   C. 肝阳上亢
   D. 肝郁化火
   E. 肝风内动

105. 该患者今与人争吵时,突然昏仆,舌謇,语言不利,伴半身不遂,言语不利,说明病已经发展为
   A. 热极生风
   B. 肝阳化风
   C. 血虚生风
   D. 阴虚生风
   E. 血燥生风

[106～107]

某男,41岁。因误服某有毒药物,出现头晕、头痛、烦躁不安、面部肌肉紧张、吞咽困难;进而伸肌与屈肌同时极度收缩,出现惊厥、痉挛。

106. 该患者误服的药物最可能的是
   A. 乌头
   B. 马钱子
   C. 蟾酥
   D. 雄黄
   E. 朱砂

107. 若抢救不及时,可发生的严重后果是
   A. 呼吸衰竭
   B. 心力衰竭
   C. 急性肾衰竭
   D. 黏膜出血
   E. 中毒性休克

[108～110]

患者泄泻反复发作6年,每于黎明之前,脐腹作痛,肠鸣即泻,泻后则安,完谷不化,腹部喜暖,形寒肢冷,腰膝酸软。舌淡苔白,脉沉细。

108. 该患者应诊断为
   A. 虚劳
   B. 腰痛
   C. 胃痛
   D. 泄泻
   E. 呕吐

109. 该患者应辨为
   A. 寒湿内盛证
   B. 湿热伤中证
   C. 食滞肠胃证
   D. 肝气乘脾证
   E. 肾阳虚衰证

110. 针对此证,应采用的治法是
   A. 消食导滞,和中止泻
   B. 温肾健脾,固涩止泻
   C. 抑肝扶脾
   D. 芳香化湿,解表散寒
   E. 清热燥湿,分利止泻

四、多项选择题

答题说明

共10题,每题1分。每题的备选项中,有2个或2个以上符合题意,错选、少选均不得分。

111. 下列哪些项属于处方前记
   A. 医院名称
   B. 科别
   C. 住院号
   D. 药价
   E. 费别

112. 用药不当,可导致急性肾衰竭的中药材有
    A. 草乌
    B. 雷公藤
    C. 马兜铃
    D. 寻骨风
    E. 土荆芥

113. 康复的常用疗法有
    A. 药物康复
    B. 康复器械辅助疗法
    C. 针灸推拿气功康复法
    D. 体育娱乐康复法
    E. 自然康复法

114. 下列关于中风的健康指导正确的有
    A. 既病之后,喂服或鼻饲中药时应定时定量
    B. 宜食清淡易消化之物
    C. 长期卧床者,保护局部皮肤,防止发生压疮
    D. 远房帏,调情志
    E. 恢复期可配合针灸、推拿、理疗按摩等

115. 下列治法属于逆治法的有
    A. 寒者热之
    B. 热者寒之
    C. 用热远热
    D. 虚则补之
    E. 实则泻之

116. 测定饮片含水量的方法有
    A. 减压干燥法
    B. 甲苯法
    C. 气相色谱法
    D. 液相色谱法
    E. 烘干法

117. 塞因塞用适用于
    A. 血虚经闭
    B. 脾虚腹胀
    C. 热结便秘
    D. 肾虚癃闭
    E. 气虚便秘

118. 对哪些特殊患者应单设一个比较隐蔽的咨询环境
    A. 计划生育患者
    B. 妇产科患者
    C. 泌尿科患者
    D. 呼吸科患者
    E. 性病科患者

119. 含雄黄的中成药引起的中毒症状包括
    A. 皮肤过敏
    B. 出血症状
    C. 恶心呕吐
    D. 心力衰竭
    E. 口中有金属味

120. 曾报道的六神丸的中毒表现有
    A. 过敏反应
    B. 消化道症状
    C. 循环系统症状
    D. 神经系统症状
    E. 泌尿系统症状

试卷标识码:

执业药师资格考试

中药学综合知识与技能
押题秘卷（五）

考生姓名：＿＿＿＿＿＿

准考证号：＿＿＿＿＿＿

工作单位：＿＿＿＿＿＿

一、最佳选择题

答题说明

共40题,每题1分。每题的备选项中,只有1个最符合题意。

1. 按藏象学说的理论,心在液为
   A. 涕
   B. 涎
   C. 汗
   D. 泪
   E. 唾

2. "血之余"是指
   A. 髓
   B. 齿
   C. 爪
   D. 发
   E. 筋

3. 迟脉主
   A. 表证
   B. 里证
   C. 寒证
   D. 热证
   E. 虚证

4. 某女,43岁。形体消瘦,口燥咽干,潮热颧红,五心烦热,盗汗,小便短黄,大便干结,舌质红,舌面少津,苔少或无苔,脉细数。宜选用的治法是
   A. 补血养肝
   B. 阴阳双补
   C. 益气补虚
   D. 养阴生津
   E. 补阳温中

5. 某男,35岁。蒸蒸汗出,汗黏,易使衣服黄染,面赤烘热,烦躁,口苦,小便色黄。舌苔薄黄,脉弦。中成药宜选用
   A. 玉屏风颗粒
   B. 龙胆泻肝丸
   C. 健脾生血颗粒
   D. 虚汗停颗粒
   E. 心脑舒口服液

6. 某男,75岁。患消渴病20余年,尿频量多,饮一溲一,口干舌燥,耳鸣,腰膝酸软,畏寒肢冷。诊察患者,见面容憔悴,耳轮干枯,舌淡,苔白少津,脉沉细无力。中医辨证是
   A. 阴阳两虚
   B. 肾阴亏虚
   C. 脾胃气虚
   D. 阴虚燥热
   E. 气阴两虚

7. 在用药错误的防范策略标准化和协议中,5R原则不包括
   A. 正确的途径
   B. 正确的药物
   C. 正确的剂量
   D. 正确的炮制方法
   E. 正确的病人

8. 合理用药的先决条件是
   A. 合理配伍
   B. 参辨患者的身体状况
   C. 准确辨析患者的病证
   D. 注意区别中药的有毒与无毒
   E. 掌握中医药理论和基本知识

9. 处方直接写药名,需调配麸炒品的品种是
   A. 白芥子
   B. 骨碎补
   C. 补骨脂
   D. 白僵蚕
   E. 莱菔子

10. 某女,36岁。大便秘结,欲便不得,嗳气频作,胸胁痞满,甚则腹中胀痛,纳食减少,舌苔薄腻,脉弦。辨析其证候是
    A. 热秘
    B. 虚秘
    C. 气秘
    D. 寒秘
    E. 津亏肠燥

11. 某女,49岁。长期服用朱砂、雄黄等中药,出现恶心、呕吐、腹痛腹泻等胃肠道症状,属于
    A. 副作用
    B. 毒性作用

C. 变态反应
D. 后遗作用
E. 特异质反应

12. **不属于**蓖麻毒素对细胞毒性作用的机制是
   A. 抑制蛋白合成
   B. 诱导体内单核细胞、淋巴样细胞分泌肿瘤坏死因子、白细胞介素,引起组织坏死出血
   C. 促进细胞内 CO_2 与氧结合
   D. 脂质过氧化损伤作用
   E. 细胞凋亡

13. 某男,28 岁。因小便频数就诊,症见小便频数短涩,淋漓刺痛,小腹拘急引痛,其中医诊断是
   A. 消渴
   B. 尿浊
   C. 淋证
   D. 郁证
   E. 癃闭

14. 属于中成药配伍应用,一药为主,一药为辅,辅药能提高主药的功效的是
   A. 更衣丸与内消瘰疬丸
   B. 二陈丸与平胃散
   C. 急支糖浆与珍菊降压片
   D. 银黄片与双黄连口服液
   E. 镇咳宁胶囊与心通口服液

15. 某女,29 岁。小便频数短涩,灼热刺痛,尿色黄赤,少腹拘急胀痛,发热,口苦,大便秘结,舌红,苔黄腻,脉滑数。宜采用的治法是
   A. 清热利湿通淋
   B. 补脾益肾
   C. 清热利湿,排石通淋
   D. 清热通淋,凉血止血
   E. 理气疏导,通淋利尿

16. 血管内溶血的证据之一是
   A. 尿糖阳性
   B. 尿胆红素阳性
   C. 尿白细胞增多
   D. 尿蛋白阳性
   E. 尿血红蛋白阳性

17. 某女,46 岁。因小便频数短赤,灼热疼痛就诊,中医诊断为淋证。可参考淋证辨治的西医学疾病是

   A. 泌尿系统感染
   B. 性功能障碍
   C. 肾功能衰竭
   D. 肾病综合征
   E. 肾小球肾炎

18. 某男,19 岁。皮疹颜色暗红,以结节、脓肿、囊肿、瘢痕为主;伴纳呆腹胀。舌质暗红有瘀斑,苔黄腻,脉弦滑。证属痰湿瘀滞,宜选用的方剂是
   A. 枇杷清肺饮
   B. 茵陈蒿汤
   C. 二陈汤合桃红四物汤
   D. 消风散
   E. 补中益气汤

19. 治疗气阴不足,宜配伍使用的中成药是
   A. 大补阴丸与济生肾气丸
   B. 大补阴丸与六味地黄丸
   C. 补中益气丸与六味地黄丸
   D. 水陆二仙丹与金匮肾气丸
   E. 水陆二仙丹与大补阴丸

20. 《神农本草经》成书于
   A. 东汉时期
   B. 西晋初
   C. 东晋末
   D. 南北朝
   E. 唐朝初

21. 某男,27 岁。小便点滴不通,小腹胀满,口苦口黏,舌质红,苔黄腻,脉数。中医治法为
   A. 清热解毒,通利小便
   B. 温补肾阳,化气利水
   C. 清利湿热,通利小便
   D. 行瘀散结,通利水道
   E. 疏风清热,通利水道

22. 附子理中丸与四神丸合用,可增强温肾运脾、涩肠止泻之功,适于治疗的病证是
   A. 湿热泄泻
   B. 热毒痢疾
   C. 五更泄泻
   D. 暑湿泄泻
   E. 大肠水泻

23. 罂粟壳的处方应保存
   A. 一年

B. 两年
C. 三年
D. 四年
E. 五年

24. 某男,41岁。胸部膨满,呼吸浅短难续,声低气怯,张口抬肩,不能平卧,咳嗽,痰白如沫,咳吐不利,胸闷心慌,形寒汗出,腰膝酸软,小便清长。舌淡,脉沉细无力。证属肺肾气虚,治宜选用的方剂是
   A. 越婢加半夏汤合桑杏汤
   B. 平喘固本汤合补肺汤
   C. 苏子降气汤合三子养亲汤
   D. 金匮肾气丸合生脉散
   E. 桑白皮汤合杏苏散

25. 某男,27岁。风团鲜红,灼热剧痒,遇热则剧,得冷则减;伴发热、恶寒、咽喉肿痛。舌质红,苔薄白,脉浮数。证属风热犯表,宜选用的方剂是
   A. 防风通圣散
   B. 槐角丸
   C. 消风散
   D. 四君子汤
   E. 四物汤

26. 某女,39岁。月经不调,带下,腰膝酸软,体弱,服用乌鸡白凤丸。为增其益气血、调经之功,应配合同用的中成药是
   A. 香砂六君丸
   B. 大补阴丸
   C. 平胃散
   D. 六味地黄丸
   E. 麦味地黄丸

27. 某男,31岁。胃脘胀满而痛,拒按,嗳腐吞酸,呕吐不消化食物,吐后痛减,纳少恶食,大便不爽,得矢气及便后稍舒,舌苔厚腻,脉滑。应采取的治法是
   A. 疏肝理气,和胃止痛
   B. 疏肝理气,泄热和胃
   C. 清热化湿,理气和中
   D. 消食导滞,和胃止痛
   E. 温中健脾,和胃止痛

28. 某男,41岁。阳实水肿,二便不通。医师处方舟车丸,为使峻下而不伤正气,应选择合用的中成药是
   A. 四君子丸
   B. 四神丸
   C. 香砂六君子丸
   D. 平胃散
   E. 补中益气丸

29. 属于妊娠妇女忌用药物的是
   A. 天山雪莲
   B. 牛膝
   C. 通草
   D. 益母草
   E. 肉桂

30. 下列各中成药组中属于合理应用的是
   A. 胆宁片与苏合香丸
   B. 天麻丸与川贝枇杷露
   C. 附子理中丸与通宣理肺丸
   D. 内服六神丸与外用冰硼散
   E. 复方丹参滴丸与速效救心丸

31. 在潮湿的环境下,容易使中药发生霉变,使药物腐烂变质,气味走失,并使有效成分被破坏的温度是
   A. 10~20℃
   B. 15~20℃
   C. 15~25℃
   D. 20~35℃
   E. 25~40℃

32. 不属于蒙药传统剂型的是
   A. 糊剂
   B. 散剂
   C. 油剂
   D. 灰剂
   E. 汤剂

33. 保留导尿管病人,应几小时开放一次
   A. 2小时
   B. 3小时
   C. 4小时
   D. 5小时
   E. 6小时

34. 某男,42岁。全身水肿,下肢明显,按之没指,小便短少,身体困重,胸闷纳呆,泛恶。苔白腻,脉沉缓。中医辨证为

A. 脾阳虚衰
B. 肾阳衰微
C. 风水相搏
D. 水湿浸渍
E. 湿热壅盛

35. 下列关于带下过多的健康指导错误的是
    A. 饮食宜清淡
    B. 性伴侣应同时接受治疗
    C. 禁止性生活
    D. 不宜进行妇科检查
    E. 禁止盆浴

36. 某男,63 岁。大便秘结,脘腹痞满,不思饮食,口唇干燥,面色无华。舌红,少苔,脉细涩。医师诊断为血虚津枯、肠燥便秘。宜选用的治法是
    A. 寒下法
    B. 温下法
    C. 润下法
    D. 泻下逐水法
    E. 攻补兼施法

37. 某男,69 岁。水肿反复消长不已,面浮身肿,腰以下甚,按之凹陷不起,尿量减少,腰酸冷痛,四肢厥冷,怯寒神疲,面色白。舌淡胖苔白,脉沉细。宜选用的中成药是
    A. 肾炎四味片
    B. 肾炎舒颗粒
    C. 肾炎温阳片
    D. 肾炎灵胶囊
    E. 肾炎消肿片

38. 药品不宜长时间贮存应做到
    A. 易变后出
    B. 细贵后出
    C. 易燃后出
    D. 先产先出
    E. 近效期后出

39. 中药库房的相对湿度应控制在
    A. 45%以下
    B. 55%以下
    C. 65%以下
    D. 75%以下
    E. 85%以下

40. 药店的某一列中药斗谱排列如图所示。该斗谱中,因排列不合理需调整的斗谱组合是

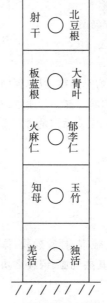

    A. 射干与北豆根
    B. 板蓝根与大青叶
    C. 火麻仁与郁李仁
    D. 知母与玉竹
    E. 羌活与独活

二、配伍选择题

答题说明

共 50 题,每题 1 分。题目分为若干组,每组题目对应同一组备选项,备选项可重复选用,也可不选用。每题只有 1 个备选项最符合题意。

[41~43]
A. 不寐肝火扰心证
B. 不寐痰热扰心证
C. 不寐心脾两虚证
D. 不寐心胆气虚证
E. 不寐心肾不交证

41. 某男,36 岁。不寐多梦,甚则彻夜不眠,急躁易怒,伴头晕头胀,目赤耳鸣,口干而苦,不思饮食,

便秘溲赤。舌红苔黄,脉弦而数。辨证为

42. 某女,51岁。心烦不寐,胸闷脘痞,泛恶嗳气,伴口苦,头重,目眩。舌质偏红,苔黄腻,脉滑数。辨证为

43. 某男,47岁。不易入睡,多梦易醒,心悸健忘,神疲食少,伴头晕目眩,四肢倦怠,腹胀便溏,面色少华。舌淡苔薄,脉细无力。辨证为

[44~45]
A. 肾虚或血热
B. 血虚受风
C. 肺气不足
D. 心血不足
E. 精血不足

44. 发稀疏易落,或干枯不荣,多为
45. 突然出现片状脱发,多为

[46~47]
A. 脾
B. 肝
C. 心
D. 肾
E. 肺

46. 被称为"先天之本"的是
47. 被称为"后天之本"的是

[48~50]
A. 0.002~0.004g
B. 0.03~0.06g
C. 0.15~0.3g
D. 0.3~0.6g
E. 0.5~1g

48. 砒石的用量是
49. 斑蝥的用量是
50. 生马钱子的用量是

[51~53]
A. 安神定志丸
B. 龙胆泻肝汤
C. 黄连温胆汤
D. 六味地黄丸

E. 归脾汤

51. 治疗不寐肝火扰心证的方剂是
52. 治疗不寐痰热扰心证的方剂是
53. 治疗不寐心脾两虚证的方剂是

[54~56]
A. 熟地黄
B. 红花
C. 大枣
D. 黄芩
E. 川芎

54. 汁厚滋腻,易滞胃膈的药物是
55. 甘味过重,使气壅中满的药物是
56. 易耗气的药物是

[57~58]
A. 酒炒品
B. 炒焦品
C. 姜制品
D. 制霜品
E. 煨制品

57. 木香应付
58. 半夏应付

[59~60]
A. 三黄泻心汤
B. 大山楂丸
C. 清肺汤
D. 钩藤散
E. 十全大补汤

59. 抗肿瘤西药宜联用
60. 抗生素类药宜联用

[61~63]
A. 蟾酥毒素
B. 士的宁
C. 生物碱
D. 硫化砷
E. 汞

61. 山药丸中含有
62. 六神丸中含有

63. 天王补心丹中含有

[64~66]
A. 藿香、黄芩、薏苡仁
B. 黄芪、太子参、白术
C. 山药、茯苓、白扁豆
D. 党参、当归、首乌
E. 补骨脂、菟丝子、熟地

64. 对于平时易感冒、多汗的气虚儿童可以选用的滋补药是
65. 对于体虚夹湿热的儿童可以选用的滋补药是
66. 对于面色苍白、舌胖的肾虚儿童可以选用的滋补药是

[67~69]
A. 肝肾阴虚
B. 肝脾不调
C. 肺肾阴虚
D. 肝胃不和
E. 脾肾阳虚

67. 胸胁胀满,善太息,胃脘胀满作痛,嗳气吞酸,嘈杂或呕恶,苔薄黄,脉弦,可辨证为
68. 胸胁胀痛,善太息,腹部胀满,肠鸣,大便稀薄,矢气多,精神抑郁,性情急躁,食纳减少,舌苔白,脉弦数,可辨证为
69. 畏寒肢冷,气短懒言,身体倦怠,大便溏泄,五更泄泻,或见浮肿,甚则腹满膨胀。舌质淡,苔白润,脉细弱,可辨证为

[70~72]
A. 醋
B. 鳖肉
C. 葱
D. 白萝卜
E. 苋菜

70. 服用常山,需忌口的是
71. 服用人参,需忌口的是
72. 服用薄荷,需忌口的是

[73~75]
A. 胃痛寒邪客胃证
B. 胃痛饮食停滞证
C. 胃痛肝气犯胃证
D. 胃痛湿热中阻证
E. 胃痛脾胃虚寒证

73. 胃痛疼痛,嗳腐恶食,或吐不消化食物,吐食或矢气后痛减,或大便不爽,舌苔厚腻,脉滑,辨证为
74. 胃脘胀痛,痛连两胁,遇烦恼则痛作或痛甚,嗳气、矢气则舒,脘闷嗳气,善太息,大便不畅。舌淡红,苔薄白,脉弦。辨证为
75. 胃脘疼痛,痛势急迫,脘闷灼热,口干口苦,口渴不欲饮,纳呆恶心,小便色黄,大便不畅。舌红,苔黄腻,脉滑数。辨证为

[76~77]
A. 辛辣食物
B. 生冷食物
C. 浓茶
D. 油腻食物
E. 咸食品

76. 寒性疾病,需忌口的是
77. 热性疾病,需忌口的是

[78~79]
A. 补血益气止血
B. 健脾补气,养血调经
C. 补益肝肾,固冲止血
D. 活血化瘀,固冲止血
E. 理气活血,化瘀止痛

78. 崩漏属瘀血阻络者,宜选用的治法是
79. 崩漏属脾不统血者,宜选用的治法是

[80~81]
A. 气血生化无源
B. 损伤脾胃之气
C. 肠道寄生虫病
D. 人体阴阳失调
E. 五脏功能偏盛或偏衰

80. 寒热偏嗜可导致
81. 过饱可导致

[82~83]
A. 寒凉药
B. 苦寒清热药
C. 淡渗利湿药
D. 开窍药
E. 发汗药

82. 体虚多汗者,忌用的是
83. 阳虚里寒者,忌用的是

[84~85]
A. 白梅花与佛手花
B. 赭石与紫石英
C. 茵陈与金钱草
D. 党参与甘草
E. 肉桂与赤石脂

84. 宜放在斗架高层的药组是
85. 宜放在斗架较下层的药组是

[86~87]
A. 海金沙
B. 桃仁
C. 炙黄芪
D. 玉竹
E. 血余炭

86. 不能与蒲黄摆放在一起的中药是
87. 不能与杏仁摆放在一起的中药是

[88~90]
A. 柏子仁和酸枣仁
B. 蛇床子和地肤子
C. 苍术和白术
D. 肉桂和赤石脂
E. 人参和西洋参

某药店的部分中药斗谱图排列如下：

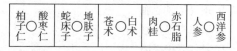

88. 因属于贵细药品,不宜与其他饮片装于同一药斗中,需要调整斗谱位置的是
89. 因饮片外观性状相似易引起混淆,需要调整斗谱位置的是
90. 因属于配伍禁忌需要调整斗谱位置的是

三、综合分析选择题

答题说明

共20题,每题1分。题目分为若干组,每组题目基于同一个临床情景、病例、实例或者案例的背景信息逐题展开。每题的备选项中,只有1个最符合题意。

[91~94]
某女,43岁。不易入睡,多梦易醒,心悸健忘,神疲食少,伴头晕目眩,四肢倦怠,腹胀便溏,面色少华。舌淡苔薄,脉细无力。中医诊断为不寐。

91. 中医辨证是
A. 肝火扰心证
B. 痰热扰心证
C. 心脾两虚证
D. 心肾不交证
E. 心胆气虚证

92. 应采用的中医治法是
A. 补益心脾,养血安神
B. 益气镇惊,安神定志
C. 疏肝泻火,镇心安神
D. 滋阴降火,交通心肾

E. 清化热痰,和中安神

93. 治疗宜选用的方剂是
A. 黄连温胆汤
B. 归脾汤
C. 龙胆泻肝汤
D. 六味地黄丸
E. 生脉饮

94. 治疗应选用的中成药是
A. 朱砂安神丸
B. 养血安神丸
C. 泻肝安神丸
D. 天王补心丸
E. 眠安宁口服液

[95~97]

某女,80岁。肛门松弛,痔核脱出须手法复位,便血色鲜或淡;伴面白少华,少气懒言,纳少便溏。舌质淡,边有齿痕,苔薄白,脉弱。医生在肛诊后诊断为痔疮(内痔),因年龄较大建议保守治疗。

95. 对该患者的中医证候诊断应为
　　A. 肠风下血证
　　B. 湿热下注证
　　C. 气滞血瘀证
　　D. 脾虚气陷证
　　E. 阴虚内热证

96. 对该患者治法适宜
　　A. 清热凉血祛风
　　B. 理气祛风活血
　　C. 清热利湿止血
　　D. 补气升提举陷
　　E. 滋阴清热凉血

97. 适宜该患者的基础方剂首选
　　A. 脏连丸
　　B. 凉血地黄汤
　　C. 补中益气汤
　　D. 止痛如神汤
　　E. 启阳娱心丹

[98~99]

某男,35岁。小便不畅,尿频尿急,尿痛,尿色浑浊,有脓血,舌苔黄腻,脉数。

98. 根据症状可知,其病位在
　　A. 大肠
　　B. 肝胆
　　C. 膀胱
　　D. 小肠
　　E. 脾胃

99. 中医辨证为
　　A. 大肠液亏证
　　B. 肝胆湿热证
　　C. 膀胱湿热证
　　D. 小肠湿热证
　　E. 脾胃湿热证

[100~102]

某女,48岁。绝经前后,月经紊乱,心烦易怒,懊㤎不安,坐卧不宁,哭笑无常,夜卧多梦善惊,口干渴饮,尿黄便燥。舌质红,苔薄黄,脉弦细而数。

100. 该病辨证为
　　A. 阴虚火旺证
　　B. 肝郁肾虚证
　　C. 脾肾阳虚证
　　D. 气血两虚证
　　E. 脾不统血证

101. 该病的治法为
　　A. 温肾健脾,强筋壮骨
　　B. 滋肾养阴,疏肝解郁
　　C. 补脾摄血,引血归经
　　D. 健脾补气,养血调经
　　E. 滋养降火宁神

102. 该病应选方剂
　　A. 百合地黄汤
　　B. 右归丸
　　C. 一贯煎
　　D. 归脾汤
　　E. 固本止崩汤

[103~105]

某男,31岁。咳嗽声重,气急,咽痒,咳痰稀薄色白,常伴鼻塞,流清涕,头痛,肢体酸楚。舌苔薄白,脉浮或浮紧。诊断为咳嗽。

103. 其证为
　　A. 风热犯肺证
　　B. 风燥伤肺证
　　C. 风寒袭肺证
　　D. 痰湿蕴肺证
　　E. 肺阴虚证

104. 应选择的治法是
　　A. 疏风散寒,宣肺止咳
　　B. 疏风清热,宣肺止咳
　　C. 疏风清肺,润燥止咳
　　D. 健脾燥湿,化痰止咳
　　E. 清热肃肺,豁痰止咳

105. 应选择的基础方剂是
　　A. 三拗汤合止嗽散

B. 桑菊饮
C. 桑杏汤
D. 二陈平胃散合三子养亲汤
E. 清金化痰汤

[106～107]
某女,23岁。患有喉痹,服用六应丸后出现恶心呕吐,胸闷,腹痛,心律失常,脉缓慢无力,心电图显示房室传导阻滞等。经检查为六应丸使用过量导致中毒反应。

106. 六应丸中的主要毒性药物是
A. 马钱子
B. 乌头
C. 雄黄
D. 蟾酥
E. 朱砂

107. 含有该毒性药物的中成药还有
A. 天王补心丸
B. 九分散
C. 小活络丸
D. 追风丸
E. 麝香保心丸

[108～110]
某男,56岁。喘咳气涌,胸部胀痛,痰稠黏色黄,或夹血痰,伴胸中烦闷、身热、有汗、口渴喜冷饮、咽干、面红、尿赤、便秘。舌质红,苔薄黄腻,脉滑数。

108. 应诊断为
A. 咳嗽
B. 肺胀
C. 感冒
D. 喘证
E. 水肿

109. 辨证为
A. 痰热壅肺证
B. 痰浊阻肺证
C. 风寒闭肺证
D. 肺肾气虚证
E. 肺阴亏耗证

110. 应治以何方
A. 麻黄汤
B. 桑白皮汤
C. 二陈汤合三子养亲汤
D. 苏子降气汤合三子养亲汤
E. 沙参麦冬汤

四、多项选择题

答题说明

共10题,每题1分。每题的备选项中,有2个或2个以上符合题意,错选、少选均不得分。

111. 麦冬的别名有
A. 麦门冬
B. 杭寸冬
C. 杭麦冬
D. 寸冬
E. 大麦冬

112. 老年人出现的"四少"现象有
A. 细胞数减少
B. 组织局部血液灌流量减少
C. 脂肪减少
D. 细胞内水分减少
E. 总蛋白减少

113. 风邪的致病特点有
A. 性开泄,易袭阳位
B. 易伤阳气
C. 善行而数变
D. 为百病之长
E. 性升散,耗气伤津

114. 某男,64岁。小便不甚赤涩,溺痛不甚,但淋漓不已,时作时止,病程缠绵,腰膝酸软,神疲乏力。舌质淡,脉细弱。宜选用的中成药有
A. 肾炎灵胶囊
B. 前列泰片
C. 前列回春胶囊
D. 男康片
E. 萆薢分清丸

115. 扶正单独使用适用于
    A. 纯虚证
    B. 虚实夹杂证
    C. 纯实证
    D. 真虚假实证
    E. 真热假寒证

116. 属于贵细药品的有
    A. 牛黄
    B. 麝香
    C. 西红花
    D. 人参
    E. 西洋参

117. 与因人制宜治则相关的有
    A. 年龄
    B. 性别
    C. 体质
    D. 地域
    E. 职业

118. 开展ADR的咨询服务，有益于
    A. 提高医师合理用药的意识和能力
    B. 为公正解决医患纠纷提供科学的论证指导
    C. 为上市新药审评和注册提供依据
    D. 为药物经济学评价提供理论参数
    E. 使医师了解对新药系统评价的信息内容

119. 中药不良反应的引发因素有
    A. 用量过大
    B. 疗程过长
    C. 配伍失度
    D. 辨证不准
    E. 个体差异

120. 服用马钱子中毒的原因有
    A. 毒性蓄积
    B. 药材品种混杂
    C. 长期服用
    D. 大剂量服用
    E. 个体差异

试卷标识码:

执业药师资格考试

中药学综合知识与技能

押题秘卷（六）

考生姓名：_____

准考证号：_____

工作单位：_____

一、最佳选择题

答题说明

共40题,每题1分。每题的备选项中,只有1个最符合题意。

1. 劳神过度主要伤及
    A. 肝、脾
    B. 肺、脾
    C. 脾、肾
    D. 心、脾
    E. 心、肾

2. 以下属于病理产物性病因的是
    A. 疠气
    B. 六淫
    C. 七情
    D. 痰饮
    E. 劳逸

3. 虚寒证的舌象为
    A. 红舌
    B. 淡白舌
    C. 绛舌
    D. 紫舌
    E. 裂纹舌

4. 阳水者,可给予
    A. 赤小豆
    B. 枸杞
    C. 黑豆
    D. 山药
    E. 鸡蛋

5. 某男,36岁。腰部冷痛重着,转侧不利,逐渐加重,静卧疼痛不减,寒冷和阴雨天加重。舌质,苔白腻,脉沉迟缓。宜选用的方剂为
    A. 左归丸
    B. 甘姜苓术汤
    C. 身痛逐瘀汤
    D. 右归丸
    E. 四妙丸

6. 某男,35岁。多思善虑,心悸胆怯,少寐健忘,面色不华,头晕神疲,食少纳呆,舌淡,脉细弱。宜选用的方剂为
    A. 柴胡疏肝散
    B. 甘麦大枣汤
    C. 半夏厚朴汤
    D. 归脾汤
    E. 四君子汤

7. 中毒后首先危害神经细胞,并影响毛细血管通透性,引起肝、肾、脾、心脏等血管的脂肪变性和坏死的是
    A. 铅
    B. 砷
    C. 汞
    D. 铝
    E. 铁

8. 含有氢氯噻嗪的中成药是
    A. 冠通片
    B. 新癀片
    C. 脂降宁
    D. 脉络通
    E. 脉君安片

9. 因含脂肪油成分引起泛油的中药饮片是
    A. 牛膝
    B. 苍术
    C. 麦冬
    D. 桃仁
    E. 当归

10. 外感风寒头痛,宜选用的方剂是
    A. 芎芷石膏汤
    B. 羌活胜湿汤
    C. 荆防败毒散
    D. 川芎茶调散
    E. 通窍活血汤

11. 不能与参麦注射液同时使用的药物是
    A. 甘遂
    B. 大戟
    C. 五灵脂
    D. 海藻

E. 芫花

12. **不属于用药错误防范策略的是**
    A. 自动化和信息化
    B. 强制功能和约束
    C. 培训系统
    D. 标准化和协议
    E. 项目清单和复核系统

13. 某男,68岁。肺胀,喘息气粗,目胀睛突,痰黄黏稠难咯,口渴欲饮,尿赤,大便干,舌边尖红,苔黄,脉数或滑数。宜选用的方剂是
    A. 苏子降气汤
    B. 金匮肾气丸
    C. 补中益气汤
    D. 平喘固本汤合补肺汤
    E. 越婢加半夏汤或桑白皮汤

14. **应慎用含对乙酰氨基酚中成药的人群是**
    A. 孕妇
    B. 高血压病患者
    C. 糖尿病患者
    D. 动脉硬化患者
    E. 肝肾功能不全者

15. 某男,65岁。心悸气短,头晕目眩,面色无华,倦怠乏力,纳呆食少,舌淡红,脉细弱。辨析其证候是
    A. 心脾两虚证
    B. 阴虚火旺证
    C. 心阳不振证
    D. 瘀阻心脉证
    E. 肺肾两虚证

16. **粪胆原减少见于**
    A. 溶血性黄疸
    B. 阵发性睡眠性血红蛋白尿症
    C. 阻塞性黄疸
    D. 胃癌
    E. 结肠癌

17. 某女,44岁。与同事争吵后出现胁肋胀痛,走窜不定,胸闷腹胀,嗳气时作,食欲不振,嘈杂吞酸,苔薄白,脉弦。宜选用的方剂是
    A. 丹栀逍遥散加减
    B. 柴胡疏肝散加减
    C. 二陈汤加减
    D. 保和丸加减
    E. 良附丸加减

18. 某男,51岁。有慢性外伤史。腰部隐痛,与腰部劳累或天气变化有关。发作时疼痛加剧,腰肌痉挛,腰部活动受限。舌偏淡暗,苔白腻,脉濡细。中医辨证为
    A. 风寒湿瘀
    B. 瘀血阻络
    C. 气血两虚
    D. 气滞血瘀
    E. 脾虚气陷

19. **士的宁的致死量是**
    A. 5mg
    B. 10mg
    C. 20mg
    D. 25mg
    E. 30mg

20. **中国古代收方最多的方书是**
    A. 《普济方》
    B. 《千金要方》
    C. 《千金翼方》
    D. 《和剂局方》
    E. 《太平圣惠方》

21. 某女,42岁。眩晕日久不愈,精神萎靡,两目干涩,视力减退,腰膝酸软,耳鸣齿摇,颧红咽干,五心烦热。舌红少苔,脉细数。宜辨证为
    A. 肾精不足
    B. 气血亏虚
    C. 痰湿中阻
    D. 肝血亏虚
    E. 肝阳上亢

22. 某女,42岁。咳嗽咳痰2周,痰白清稀,予以二陈丸治疗。为增强燥湿健脾之力,应辅以的中成药是
    A. 四君子汤
    B. 左归丸
    C. 平胃散
    D. 香砂养胃丸
    E. 归脾丸

23. 以下属于与药品炮制有关的中药名称是
   A. 酒大黄
   B. 田三七
   C. 明天麻
   D. 嫩桂枝
   E. 净山楂

24. 治疗虚劳阴虚证,宜选用的方剂是
   A. 四物汤
   B. 四君子汤
   C. 七福饮
   D. 补肺汤
   E. 沙参麦冬汤

25. 跌打损伤属瘀血阻络者,宜选用的方剂是
   A. 顺气活血汤
   B. 独活寄生汤
   C. 身痛逐瘀汤
   D. 止痛如神汤
   E. 少腹逐瘀汤

26. 不宜与速效救心丸、山海丹等联用的中成药是
   A. 含甘草的中成药
   B. 含麻黄的中成药
   C. 含天麻的中成药
   D. 含牛黄的中成药
   E. 含朱砂的中成药

27. 阳水者,可给予
   A. 赤小豆
   B. 枸杞
   C. 黑豆
   D. 山药
   E. 鸡蛋

28. 以下属于与药材采时、新陈有关的中药名称是
   A. 苦杏仁
   B. 明天麻
   C. 蜜麻黄
   D. 陈佛手
   E. 乌梢蛇去鳞

29. 处方写栝楼根,应付
   A. 天花粉
   B. 山栀子
   C. 海南子
   D. 大力子
   E. 马前子

30. 七叶一枝花的正名是
   A. 蚤休
   B. 重楼
   C. 六汗
   D. 紫河车
   E. 草河车

31. 桂圆肉的正名是
   A. 益智
   B. 龙眼肉
   C. 玉果
   D. 药瓜
   E. 肉果

32. 藏药中有"轻、动、糙、燥"属性的是
   A. 风元
   B. 火元
   C. 水元
   D. 土元
   E. 空元

33. 某男,36岁。泻下急迫,泻而不爽,粪色黄褐,气味臭秽,肛门灼热,腹痛拒按,烦热口渴,小便短黄,舌质红,苔黄腻,脉滑数。辨析其证候是
   A. 寒湿泄泻
   B. 湿热泄泻
   C. 伤食泄泻
   D. 肝郁泄泻
   E. 五更泄泻

34. 某女,32岁。咽中不适,如有物梗阻,咽之不下,咳之不出,胸中闷窒,苔白腻,脉弦滑,中医辨证为
   A. 郁证肝气郁结证
   B. 郁证痰气郁结证
   C. 郁证心脾两虚证
   D. 郁证心神失养证
   E. 郁证阴阳两虚证

35. 某女,28岁。带下量多,色黄如脓,状如米泔,臭秽难闻,小腹疼痛,口苦口腻,胸闷纳呆,小便短赤。舌红,苔黄腻,脉滑数。宜选用的方剂为
   A. 补中益气汤

B. 内补丸

C. 止带方

D. 完带汤

E. 固阴煎

36. 适用于病在半表半里的少阳证的治法是

   A. 补法
   B. 和法
   C. 下法
   D. 温法
   E. 清法

37. 某男,41岁。遍体浮肿,皮肤绷急光亮,胸脘痞闷,烦热口渴,小便短赤,大便干结。舌红,苔黄腻,脉沉数。辨析其证候是

   A. 湿热壅盛证
   B. 水湿浸渍证
   C. 风水相搏证
   D. 脾阳虚衰证
   E. 肾阳衰微证

38. 用高温养护法,贮存中药饮片时一般温度应高于

   A. 20℃
   B. 30℃
   C. 40℃
   D. 50℃
   E. 60℃

39. 安装"气幕"的首要条件是

   A. 库房结构密封,外界空气无法侵入
   B. 库房高度大于10m

C. 库房内不能贮存贵重药材

D. 库房规模不可太大

E. 库房不能在市区

40. 药店的某一列中药斗谱排列如图所示。该斗谱中,因排列不合理需调整的斗谱组合是

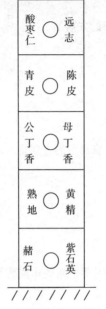

   A. 酸枣仁与远志
   B. 青皮与陈皮
   C. 公丁香与母丁香
   D. 熟地与黄精
   E. 赭石与紫石英

二、配伍选择题

答题说明

共50题,每题1分。题目分为若干组,每组题目对应同一组备选项,备选项可重复选用,也可不选用。每题只有1个备选项最符合题意。

[41~43]

   A. 消食导滞,和胃止痛
   B. 疏肝解郁,理气止痛
   C. 清化湿热,理气和胃
   D. 温中健脾,和胃止痛
   E. 温胃散寒,行气止痛

41. 胃痛寒邪客胃证的治法是

42. 胃痛肝气犯胃证的治法是

43. 胃痛湿热中阻证的治法是

[44~45]

   A. 唇色深红
   B. 唇色青紫
   C. 口唇糜烂

D. 口角流涎
E. 唇色淡白

44. 气血两虚常见
45. 寒凝血瘀常见

[46~47]
A. 肝
B. 胆
C. 脾
D. 肺
E. 心

46. 主决断的是
47. 主运化的是

[48~50]
A. 焦三仙
B. 姜汤
C. 米汤
D. 盐水
E. 黄酒

48. 更衣丸宜用药引
49. 大补阴丸宜用药引
50. 七厘散宜用药引

[51~53]
A. 泄泻食滞肠胃证
B. 泄泻湿热伤中证
C. 泄泻脾胃虚弱证
D. 泄泻肝气乘脾证
E. 泄泻脾肾阳虚证

51. 某男,21岁。腹痛肠鸣,泻下粪便臭如败卵,泻后痛减,泻下伴有不消化食物,脘腹胀满,嗳腐吞酸,舌苔厚腻,脉滑。中医辨证为
52. 某女,26岁。大便时溏时泻,水谷不化,迁延反复,稍进油腻之物,则便次增多,舌淡,苔薄白,脉细弱。中医辨证为
53. 某男,63岁。泄泻腹痛,泻下急迫,势如水注,粪色黄褐,气味臭秽,肛门灼热,烦热口渴,小便短黄。舌质红,苔黄腻,脉滑数。中医辨证为

[54~56]
A. 紫河车
B. 草河车
C. 空沙参
D. 东沙参
E. 潞党参

54. 北沙参的别名是
55. 南沙参的别名是
56. 重楼的别名是

[57~58]
A. 地榆
B. 酸枣仁
C. 枳壳
D. 龟甲
E. 补骨脂

57. 处方直接写药名,需调配清炒品的是
58. 处方直接写药名,需调配烫制品的是

[59~60]
A. 丹参注射液
B. 四逆汤
C. 炙甘草汤
D. 六味地黄丸
E. 香连化滞丸

59. 甲状腺功能亢进症治疗时与甲巯咪唑联用的是
60. 甲状腺功能低下症治疗时与左旋甲状腺素联用的是

[61~63]
A. 可疑不良反应
B. 一般不良反应
C. 严重不良反应
D. 罕见不良反应
E. 新的不良反应

61. 造成器官损伤与致残的不良反应属于
62. 导致病人致癌、致死的不良反应属于
63. 药品说明书上未收载的不良反应属于

[64~66]
A. 阿莫西林

B. 地高辛
C. 阿司匹林
D. 法莫替丁片
E. 二甲双胍

64. 不宜与麝香保心丸联用的是
65. 不宜与银杏叶同时服用的是
66. 不宜与活血通脉片同时服用的是

[67~69]
A. 胸胁胀满走窜疼痛,性情急躁,并兼见痞块刺痛拒按,舌紫暗或有瘀斑
B. 少气懒言,乏力自汗,面色苍白或萎黄,心悸失眠,舌淡而嫩,脉细弱
C. 出血,气短,倦怠乏力,面色苍白,脉软弱细微,舌淡
D. 大量出血,面色白,四肢厥冷,大汗淋漓,晕厥,脉微细或弱
E. 口渴咽干,唇燥舌干少津或无津,皮肤干燥,甚或干瘪

67. 气随血脱的临床表现为
68. 气不摄血的临床表现为
69. 气滞血瘀的临床表现为

[70~72]
A. 挥发
B. 霉变
C. 沉淀
D. 虫蛀
E. 酸败

70. 酊剂在贮存中常见的变质现象是
71. 片剂在贮存中常见的变质现象是
72. 口服液剂在贮存中常见的变质现象是

[73~75]
A. 健脾益气,化湿止泻
B. 温肾健脾,固涩止泻
C. 清热燥湿,分利止泻
D. 消食导滞,和中止泻
E. 抑肝扶脾

73. 泄泻湿热伤中证宜选用的治法是

74. 泄泻食滞肠胃证宜选用的治法是
75. 泄泻脾胃虚弱证宜选用的治法是

[76~77]
A. 莱菔子
B. 干漆
C. 马兜铃
D. 川乌
E. 益智仁

76. 处方直接写药名,需调配蜜炙品的是
77. 处方直接写药名,需调配盐炙品的是

[78~79]
A. 左归丸合二至丸
B. 归脾汤去当归、茯神、远志,加党参、茜草、乌贼骨、仙鹤草
C. 调肝汤
D. 逍遥散
E. 逐瘀止崩汤

78. 崩漏属肝肾不足者,宜选用的方剂是
79. 崩漏属气血两虚者,宜选用的方剂是

[80~81]
A. 阴损及阳
B. 阳损及阴
C. 阴盛格阳
D. 阳盛格阴
E. 阴阳亡失

80. 阴寒之邪壅盛于内,逼迫阳气浮越于外,使阴阳之气不相顺接,相互格拒的病理状态称为
81. 在阴虚的基础上,继而导致阳虚,称为

[82~83]
A. 青风藤、海风藤
B. 刺蒺藜、沙苑子
C. 金银花、银花藤
D. 砂仁、蔻仁
E. 生谷芽、炒谷芽

82. 处方开生熟谷芽应付
83. 处方开二风藤调剂应付

[84~85]
　A. 牵牛子
　B. 郁金
　C. 五灵脂
　D. 官桂
　E. 三棱
84. 与人参相畏的是
85. 与巴豆相畏的是

[86~87]
　A. 狼毒
　B. 巴豆
　C. 官桂
　D. 人参
　E. 砒石
86. 与密陀僧不能同时使用的是
87. 与牵牛子不能同时使用的是

[88~90]
　A. 辛夷和苍耳子
　B. 血余炭和干漆炭
　C. 浙贝母和川贝母
　D. 熟地黄和龙眼肉
　E. 附子和白附子
某药店的部分中药斗谱图排列如下：

辛夷	苍耳子	血余炭	干漆炭	浙贝母	川贝母	熟地黄	龙眼肉	附子	白附子

88. 因药名相近但性味功效不同不应排列在一起，需要调整斗谱位置的是
89. 因饮片外观性状相似易引起混淆，需要调整斗谱位置的是
90. 为防止灰尘污染不宜存在一般药斗内，需要调整斗谱位置的是

三、综合分析选择题

答题说明

共20题，每题1分。题目分为若干组，每组题目基于同一个临床情景、病例、实例或者案例的背景信息逐题展开。每题的备选项中，只有1个最符合题意。

[91~93]
　某男，38岁。咳嗽气粗，痰多黄稠，烦热口干，舌红，苔黄腻，脉滑数。中医诊断为咳嗽。
91. 中医辨证为
　A. 肺肾阴虚
　B. 痰热郁肺
　C. 风寒犯肺
　D. 风热犯肺
　E. 燥邪伤肺
92. 宜选用的治法是
　A. 辛凉清润
　B. 清热肃肺，豁痰止咳
　C. 滋阴润肺，止咳化痰
　D. 疏散风寒，宣肺解表
　E. 辛凉解表，宣肺清热
93. 治疗宜选用的方剂是
　A. 杏苏散
　B. 桑杏汤
　C. 桑菊饮
　D. 百合固金汤
　E. 清金化痰汤

[94~95]
　患者，女性，40岁。症见胸胁支满，心下痞闷，脘腹畏冷、背寒，呕吐清水痰涎，水入易吐，口渴不欲饮，心悸、气短、眩晕、纳呆、便溏。舌暗苔白腻滑，脉弦细滑。
94. 应诊为
　A. 支饮
　B. 眩晕
　C. 痰饮
　D. 悬饮
　E. 溢饮
95. 辨证为
　A. 脾阳虚弱
　B. 饮留胃肠

C. 邪留胸肺

D. 痰浊中阻

E. 饮留胸胁

[96~97]

某男,25岁。咳嗽声重,痰稀色白,口不渴,恶寒,发热,无汗,舌苔薄白,脉浮紧。

96. 该患者痰稀色白提示属于

    A. 寒证

    B. 热证

    C. 表证

    D. 虚证

    E. 实证

97. 该患者浮紧脉提示属于

    A. 表寒证

    B. 表虚证

    C. 表热证

    D. 表证夹痰

    E. 里寒证

[98~100]

患者,男,45岁。患病半年余,医生诊断为痰饮。

98. 痰饮的形成与肺、脾、肾三脏失司有重要关系,其中首当其要的是

    A. 肺

    B. 脾

    C. 肾

    D. 肺、肾

    E. 脾、肾

99. 悬饮饮停胸胁者治疗的首选方剂是

    A. 十枣汤

    B. 小青龙汤

    C. 葶苈大枣泻肺汤

    D. 甘遂半夏汤

    E. 苓桂术甘汤

100. 以下哪项不是痰饮的常用治法

    A. 温脾化饮

    B. 攻下逐饮

    C. 温肺化饮

D. 理气化饮

E. 发表化饮

[101~104]

某男,16岁。以进食海鲜为诱因,诱发血证,皮下紫斑遍身,并有鼻衄、齿衄、腹痛、便血尿血,发热,四肢关节疼痛,舌红苔黄,脉弦数。

101. 治疗本病的常用方剂为

    A. 犀角地黄汤合十灰散

    B. 大黄黄连泻心汤合十灰散

    C. 黄连解毒汤合十灰散

    D. 玉女煎

    E. 茜根散

102. 热毒炽盛,发热,出血广泛者,可加用

    A. 生石膏、龙胆草、紫草,冲服紫雪丹

    B. 生石膏、龙胆草、紫草,冲服至宝丹

    C. 生石膏、龙胆草、紫草,冲服安宫牛黄丸

    D. 生石膏、龙胆草、紫草,冲服三七粉

    E. 玄参、麦冬、紫草,冲服三七粉

103. 热壅胃肠,气血瘀滞,腹痛甚,便血症状突出者,应加用

    A. 紫草、丹参、地榆、槐花、槐角

    B. 地榆、槐花、槐角、防风、枳壳

    C. 白芍、甘草、木香、地榆、槐花

    D. 炮姜、艾叶、阿胶、甘草、木香

    E. 大黄、川厚朴、枳实、木香、甘草

104. 热邪阻滞经络,以关节疼痛为突出症状者,宜加用

    A. 秦艽、木瓜、桑枝

    B. 黄芩、银藤、川乌

    C. 川乌、草乌、附子

    D. 桃仁、红花、当归

    E. 水蛭、土鳖虫、穿山甲

[105~106]

某女,56岁。因患类风湿关节炎,服用壮骨关节丸,每日服2次,每次6g。服药月余后,出现纳差、乏力,尿黄如浓茶色,皮肤黄染瘙痒,大便呈灰白色。遂收入院治疗。入院后进行各项检查。实验室检查:ALT 316U/L,AST 119U/L,ALP 276U/L,

GGT 231U/L,STB 171μmol/L,CB 105μmol/L,各种肝炎病毒学标志物检测呈阴性。医师综合分析病情,考虑药物不良反应,给予系统治疗。

105. 根据上述临床资料,该患者发生的不良反应是
 A. 消化性溃疡
 B. 病毒性肝炎
 C. 急性胰腺炎
 D. 胆汁淤积型肝炎
 E. 急性胆囊炎

106. 上述案例提示,为避免或减少壮骨关节丸不良反应的发生,在患者用药前,药师应进行用药指导,重点强调服药疗程、间隔时间及相关检查。关于该药服用方法的描述,正确的是
 A. 疗程30天,间隔5天
 B. 疗程30天,间隔15天
 C. 疗程30天,间隔7天
 D. 疗程60天,间隔7天
 E. 疗程60天,间隔15天

[107~110]
某女,42岁。患吐血缠绵不止,时轻时重,血色暗淡,伴见神疲乏力,心悸气短,面色苍白,舌质淡,脉细弱。

107. 该病例中医辨证为
 A. 脾胃虚寒,气不摄血
 B. 脾不统血,气不摄血
 C. 瘀血久留,血不归经
 D. 肝火犯胃,热灼血络
 E. 胃热壅实,热迫血行

108. 脾胃虚寒呕血,平素肢冷畏寒,胃脘冷痛,大便稀溏,方剂可选用
 A. 归脾汤加三七粉
 B. 香砂六君子汤加三七粉
 C. 柏叶汤合理中丸
 D. 胶艾汤加白及粉
 E. 吴茱萸汤加白及粉

109. 呕血量多,气随血脱,症见面色苍白,四肢厥冷,汗出,脉微者,可用
 A. 参附龙牡汤合黑锡丹
 B. 独参汤
 C. 回阳救逆汤
 D. 回阳解毒汤
 E. 通脉四逆汤

110. 对呕血的生活调理下列哪一项不是禁忌
 A. 暴饮暴食
 B. 饮酒
 C. 情志过激
 D. 房事
 E. 辛辣刺激性食品

四、多项选择题

> **答题说明**
>
> 共10题,每题1分。每题的备选项中,有2个或2个以上符合题意,错选、少选均不得分。

111. 应设专柜存放,由专人管理的中药饮片有
 A. 牛黄
 B. 西洋参
 C. 羚羊角
 D. 冬虫夏草
 E. 海马

112. 大量服用甘草可出现
 A. 血压升高
 B. 低血钾
 C. 高血钾
 D. 水肿
 E. 血压降低

113. 暑邪的性质正确的有
 A. 暑为阳邪,其性炎热
 B. 暑性重浊
 C. 暑多夹湿
 D. 暑性升散,耗气伤津
 E. 暑性黏滞

114. 用于寒湿阻络所致的痹证的有
    A. 风湿痹康胶囊
    B. 四妙丸
    C. 痹痛宁胶囊
    D. 湿热痹痛颗粒
    E. 独活寄生合剂

115. 下列宜先治其标的病证有
    A. 抽搐
    B. 大出血不止者
    C. 慢性病又伴外感者
    D. 食积所致泄泻者
    E. 尿闭

116. 宜兑服的中药有
    A. 竹沥水
    B. 鲜藕汁
    C. 姜汁
    D. 梨汁
    E. 蜂蜜

117. 从治法适用于
    A. 肾虚癃闭
    B. 脾虚腹胀
    C. 食积腹泻
    D. 格阳证
    E. 格阴证

118. 护理的工作特点决定了护士需要更多地获得有关药物的哪些信息
    A. 有关药物的剂量
    B. 有关药物的用法
    C. 注射剂配置溶媒
    D. 输液药物的稳定性
    E. 输液滴注速度

119. 针对中药不良反应的处理方法有
    A. 洗胃、灌肠排毒
    B. 活性炭吸附
    C. 大量饮用浓茶
    D. 饮用甘草、绿豆汤
    E. 采用拮抗剂或透析支持疗法

120. 含马兜铃酸，会导致肾衰的中药有
    A. 天仙藤
    B. 大黄
    C. 寻骨风
    D. 牛膝
    E. 马兜铃

中药学综合知识与技能押题秘卷答案与解析

押题秘卷(一)答案

1. A	2. D	3. C	4. A	5. A	6. D	7. B	8. B	9. E	10. B
11. E	12. B	13. A	14. A	15. D	16. D	17. C	18. B	19. C	20. A
21. C	22. C	23. D	24. E	25. B	26. E	27. D	28. C	29. E	30. B
31. E	32. B	33. C	34. A	35. D	36. E	37. B	38. D	39. A	40. D
41. A	42. E	43. C	44. A	45. E	46. E	47. B	48. E	49. D	50. A
51. E	52. B	53. D	54. D	55. C	56. B	57. E	58. D	59. A	60. D
61. A	62. C	63. E	64. C	65. A	66. B	67. C	68. B	69. A	70. B
71. D	72. E	73. A	74. C	75. B	76. A	77. C	78. A	79. E	80. E
81. B	82. B	83. A	84. C	85. E	86. E	87. A	88. D	89. C	90. E
91. A	92. D	93. E	94. E	95. D	96. C	97. B	98. A	99. A	100. A
101. D	102. B	103. A	104. E	105. B	106. B	107. B	108. D	109. E	110. B

111. CD	112. ABCDE	113. BCE	114. ABCD	115. ABC
116. ABC	117. ABCDE	118. ACD	119. ABCD	120. CD

押题秘卷(一)解析

1. 解析:中医学认识人体自身及人与自然环境、社会环境之间联系性和统一性的学术思想。中医的整体观念包括人是一个有机整体、人与自然环境的统一性、人与社会环境的统一性。故本题选A。

2. 解析:以呼吸分阴阳,呼吸有力,声高气粗,多属阳;呼吸微弱,声低气怯,多属阴。故本题选D。

3. 解析:对大便来说,一般稀溏如糜,色深黄而黏,多属肠中有湿热;便稀薄如水样,夹有不消化食物,多属寒湿。便如黏冻,夹有脓血,是为痢疾;色白者为病在气分;色赤者为病在血分;赤白相杂者多属气血俱病。先便后血,其色黑褐的是远血;先血后便,其色鲜红的是近血。故本题选C。

6. 解析:该患者可辨证为胸痹寒凝心脉证,其基础方剂是枳实薤白桂枝汤。补阳还五汤是胸痹气虚血瘀证的基础方剂。血府逐瘀汤是胸痹气滞血瘀证的基础方剂。瓜蒌薤白半夏汤是胸痹痰浊痹阻证的基础方剂。生脉散合人参养荣汤是胸痹气阴两虚证的基础方剂。故本题选D。

7. 解析:乌头类药物中毒的原因有过量服用、煎煮时间太短或生用、泡酒服用、个体差异引起蓄积性中毒。故本题选B。

8. 解析:延胡索与阿托品制成注射液,止痛效果明显增加;若再加少量氯丙嗪、异丙嗪,止痛效果更优。故本题选B。

11. 解析:中药发生不良反应的机体因素有生理因素(特殊人群、性别)、遗传因素(个体差异、种族不同、病理因素)。故本题选E。

13. 解析:感冒期间一般忌用补敛之品,以免留邪。使用感冒药要注意中病即止,不可过剂或久服,以免耗气伤阴。服药期间,应忌辛辣、生冷、油腻,以免影响药物吸收和药效的发挥。同时应注意防寒保暖,在气候冷热变化时,随时增减衣服,避免受凉淋雨及过度疲劳,劝止患者到公共场所活动,防止交叉感染,以控制其流行。感冒治疗期间应注意调护,加强观察,注意煎药及服药要求,中药饮片多为辛散轻扬之品,一般不宜久煎,不可过煮,趁温热服,服后避风覆被取汗,或吃热稀饭、米汤以助药力,得汗为病邪外达之象,无汗是邪尚未怯。解表取汗,应以遍身微汗为佳,太过与不及,均不适宜。如汗出不彻,则表邪不解;如汗出太过,如水淋漓,则易耗伤气津,造成变证。出汗后尤应避风保暖,以防复感,并应多饮温水,适当休息。故本题选A。

15. 解析:喘即气喘、喘息。喘证是以呼吸困难,甚至张口抬肩、鼻翼扇动、不能平卧为特征的疾病。西医学的肺炎、支气管炎、肺气肿、肺源性心脏病、心源性哮喘及癔病等发生呼吸困难时,可参考此内容辨证论治。故本题选D。

16. 解析:磷酸盐结晶常见于碱性的感染尿液。尿酸盐结晶常见于痛风。大量的草酸盐结晶提示严重的慢性肾病,或乙二醇、甲氧氟烷中毒。胱氨酸结晶可见于胱氨酸尿的患者,某些遗传病、肝豆状核变性可伴随有胱氨酸结石。胆红素结晶见于黄疸、急性肝萎缩、肝癌、肝硬化、磷中毒等患者的尿液中。故本题选D。

19. 解析:世界卫生组织国际药物监测合作中心,要求各成员国每3个月以报告卡或磁盘方式向中心报告所收集到的不良反应。故本题选C。

21. 解析:患者用药咨询包括药品名称、适应病证、用药禁忌、用药方法、用药剂量、服药后预计疗效及起效时间、维持时间、药品的不良反应与药物相互作用、有否替代药物或其他疗法、药品的鉴定辨识、贮存和有效期、药品价格、报销、是否进入医疗保险报销目录等。注射剂配置溶媒属于护士用药咨询。故本题选C。

22. 解析:妊娠期用药不但要考虑用药所带来的风险,也要考虑不用药物所带来的风险。若孕妇出现发热(因感染性疾病等原因),体温上升1.5℃就可以导致胎儿畸形,致畸的部位和程度与母体发热时间的长短、热度和胎龄有关,故及时用药治疗十分必要,但实际使用时要尽量平衡用药对胎儿的危害和孕妇得到的潜在收益。故本题选C。

25. 解析:痤疮属胃肠湿热者,宜选用的中成药是消痤丸、金花消痤丸、清热暗疮片。故本题选B。

26. 解析:具有抗应激作用的中药如柴胡桂枝汤、四逆散、半夏泻心汤等与治疗消化性溃疡的西药(H_2受体拮抗剂、制酸剂)联用,可增强治疗效果。

故本题选 E。

27.解析:对于厌食的患儿,应根据不同年龄给予富含营养,易于消化,品种多样的食品。少食肥甘厚味、生冷坚硬等不易消化食物,鼓励多食蔬菜及粗粮。纠正不良饮食习惯,不偏食、挑食,不强迫进食,饮食定时定量,荤素搭配。先从小儿喜欢的食物着手,来诱导开胃,暂时不要考虑营养价值,待其食欲增进后,再按营养的需要供给食物。对病后胃气刚刚恢复者,要逐渐增加饮食,切勿暴饮暴食而致脾胃复伤。饭菜多样化,讲究色香味,以促进食欲。故本题选 D。

28.解析:浸泡饮片时,加水量的多少受饮片的重量、质地等影响,一般用水量以高出药面 2~5cm 为宜,第二煎则应酌减。故本题选 C。

29.解析:复方甘草口服液中含阿片酊,这些药虽在乳汁中量少,但因哺乳量大,新生儿对这类药物特别敏感,故哺乳期患者应禁用。故本题选 E。

30.解析:氯氮平与石麦汤合用,流涎消失率为 82.7%,总有效率为 93.6%。故本题选 B。

34.解析:治疗胃痛寒凝气滞的中成药有良附丸、安中片和仲景胃灵丸。附子理中丸为治疗泄泻脾胃虚弱证的中成药。沉香化滞丸为治疗胃痛饮食伤胃证的中成药。舒肝健胃丸为治疗胃痛肝气犯胃的中成药。木香槟榔丸为治疗胃痛湿热中阻证的中成药。故本题选 A。

35.解析:月经先后不定期属肾虚者,宜选用的方剂是固阴煎。逍遥散为治疗月经先后无定期肝郁证的方剂。丹栀逍遥散为治疗月经先期肝郁血热证的方剂。膈下逐瘀汤为治疗痛经气滞血瘀证的方剂。大补元煎为治疗月经后期血虚证的方剂。故本题选 D。

[46~47]解析:五行的特性分别为"木曰曲直""火曰炎上""土爱稼穑""金曰从革""水曰润下"。故 46 题选 E,47 题选 B。

[48~50]解析:一般情况下温度高于 40℃,蛀虫就停止发育、繁殖,当温度高于 50℃时,蛀虫将在短时间内死亡。但必须注意的是,含挥发油的饮片烘烤时温度不宜超过 60℃,以免影响饮片的质量。低温养护法的温度为 2~10℃。故 48 题选 E,49 题选 D,50 题选 A。

[57~58]解析:中药讲究道地药材,医师在药名前常标明产地。如怀山药、田三七、东阿胶、杭白芍、广藿香、江枳壳、建泽泻等。故 57 题选 E。采用不同的方法炮制中药,可获得不同的作用和疗效。医师根据医疗需要,提出不同的炮制要求。如酒蒸大黄,能缓和其泻下作用;蜜炙麻黄,能缓和其辛散之性,增强其止咳平喘功效;炒山药,能增强其健脾止泻作用。故 58 题选 D。

[59~60]解析:肉桂过量会发生血尿。故 59 题选 A。苍耳子有小毒,其有毒成分苍术苷存在于脂肪蛋白中。故 60 题选 D。

[64~66]解析:中药煎煮一般分为一煎、二煎。一般药一煎沸后煎 20~30 分钟,二煎沸后 15~20 分钟;解表、清热、芳香类药不宜久煎,一煎沸后 15~20 分钟,二煎沸后 10~15 分钟;而滋补药一煎沸后文火煎 40~60 分钟,二煎沸后 30~40 分钟为宜。故 64 题选 C,65 题选 A,66 题选 B。

[70~72]解析:通草的别名是通脱木。故 70 题选 B。蛇蜕的别名是龙衣。故 71 题选 D。淫羊藿的别名是仙灵脾。故 72 题选 E。

[73~75]解析:咳嗽风寒袭肺证的症状是咳嗽声重,气急,咽痒,咳痰稀薄色白,常伴鼻塞、流清涕、头痛、肢体酸楚,或见恶寒、发热、无汗等风寒表证。舌苔薄白,脉浮或浮紧。故 73 题选 A。咳嗽风燥伤肺证的症状是干咳无痰,或痰少而黏,不易咳出,或痰中带血,并见鼻燥咽干。舌红少津,脉细数。故 74 题选 C。咳嗽风热犯肺证的症状是咳嗽频剧,气粗,或咳声嘎哑,咳痰不爽,痰黏稠或稠黄,喉燥咽痛,口渴,鼻流黄涕,头痛,肢楚,恶风身热。舌边尖红,舌苔薄黄,脉浮数。故 75 题选 B。

[76~77]解析:现行《中华人民共和国药典》中有大毒的药材和饮片 10 种,如川乌、马钱子(马钱子粉)、天仙子、巴豆(巴豆霜)、草乌、斑蝥等。故 76 题选 A。按麻醉药管理的饮片只有一味罂粟壳。故 77 题选 C。

[78~79]解析:痛经气滞血瘀的症状为经前或经期小腹胀痛拒按,经血量少,经行不畅,经色紫暗有块,块下痛减,胸胁、乳房作胀,舌紫暗或有瘀点,脉弦涩。故 78 题选 A。痛经气血虚弱的症状为经期或经后小腹隐痛喜按,或经期小腹空坠,月经量少,色淡,质清稀,面色无华,头晕心悸,神疲乏力,舌淡,脉细无力。故 79 题选 E。

[80~81]解析:不同的情志刺激可伤及不同的内脏,即怒伤肝、喜伤心、思伤脾、悲忧伤肺、惊恐伤肾。故80题选E,81题选B。

[84~85]解析:医生对产地提出要求的药名有怀山药、田三七、东阿胶、杭白芍、江枳壳、江枳实等。故84题选C。医生对品质提出要求的药名有明天麻、子黄芩、左牡蛎、左秦艽、金毛狗脊、鹅枳实、马蹄决明、九孔石决明等。故85题选E。

[86~87]解析:雷丸宜研末冲服,避免因与他药同煎而导致其成分被药渣吸附而影响药效。故86题选E。阿胶宜烊化,以免因煎液黏稠而影响其他药物成分的煎出或结底煳化。故87题选A。

[88~90]解析:津液不足证临床常见口渴咽干、唇燥舌干、少津或无津、皮肤干燥,甚或干瘪,或见下肢痿弱,或小便短少、大便干结,脉多细数。故88题选D。水肿的临床表现常见下肢浮肿,甚或一身面目悉肿,或单纯腹大如鼓,脉象沉弦,舌淡苔白滑或舌质胖大的症状。水肿有阳水和阴水的区别,一般阳水以发病急,来势猛,先见眼睑头面,上半身肿甚者为辨证要点。故89题选C。阴水以发病较缓,足部先肿,腰以下肿甚,按之凹陷不起为辨证要点。故90题选E。

91.解析:不寐肝火扰心证的症状是不寐多梦,甚则彻夜不眠,急躁易怒,伴头晕头胀,目赤耳鸣,口干而苦,不思饮食,便秘溲赤。舌红苔黄,脉弦而数。痰热扰心证的症状是心烦不寐,胸闷脘痞,泛恶嗳气,伴口苦、头重、目眩。舌质偏红,苔黄腻,脉滑数。心脾两虚证的症状是不易入睡,多梦易醒,心悸健忘,神疲食少,伴头晕目眩,四肢倦怠,腹胀便溏,面色少华。舌淡苔薄,脉细无力。心肾不交证的症状是心烦不寐,入睡困难,心悸多梦,伴头晕耳鸣,腰膝酸软,潮热盗汗,五心烦热,咽干少津,男子遗精,女子月经不调。舌红少苔,脉细数。心胆气虚证的症状是虚烦不眠,触事易惊,终日惕惕,胆怯心悸,伴气短自汗,倦怠乏力。舌淡,脉弦细。故本题选A。

93.解析:不寐肝火扰心证的基础方剂是龙胆泻肝汤。安神定志丸是不寐心胆气虚证的基础方剂。六味地黄丸是不寐心肾不交证的基础方剂。归脾汤是不寐心脾两虚证的基础方剂。黄连温胆汤是不寐痰热扰心证的基础方剂。故本题选E。

95.解析:关联性评价标准。①肯定:用药及反应发生时间顺序合理;停药以后反应停止,或迅速减轻或好转(根据机体免疫状态某些ADR反应可出现在停药数天以后);再次使用,反应再现,并可能明显加重(即激发试验阳性);同时有文献资料佐证;并已排除原患疾病等其他混杂因素影响。②很可能:无重复用药史,余同"肯定",或虽然有合并用药,但基本可排除合并用药导致反应发生的可能性。③可能:用药与反应发生时间关系密切,同时有文献资料佐证;但引发ADR的药品不止一种,或原患疾病病情进展因素不能除外。④可能无关:ADR与用药时间相关性不密切,反应表现与已知该药ADR不相吻合,原患疾病发展同样可能有类似的临床表现。⑤待评价:报表内容填写不齐全,等待补充后再评价,或因果关系难以定论,缺乏文献资料佐证。⑥无法评价:报表缺项太多,因果关系难以定论,资料又无法补充。故本题选D。

96.解析:仙灵骨葆胶囊不良反应表现主要包括胃肠系统损害(占55.6%)、皮肤及其附件损害(占23.2%)、中枢及外周神经系统损害(占5.5%)等,不良反应表现包括恶心、呕吐、皮疹、瘙痒、腹痛、腹泻、腹胀、心悸、胸闷、肝功能异常、肝细胞损害等。故本题选C。

99.解析:中药不良反应监测方法有自愿呈报系统、集中监测系统、记录联结、记录应用。故本题选A。

100.解析:不良反应/事件过程描述包括症状、体征、临床检验、处理情况等。故本题选A。

101.解析:虚劳的证型有气虚证、血虚证、阴虚证、阳虚证。气虚证的症状是面色白或萎黄,气短懒言,语声低微,头昏神疲,肢体无力。舌质淡,或有齿痕,舌苔薄白,脉虚无力。血虚证的证型是头晕眼花,心悸多梦,手足发麻,面色淡黄或淡白无华,口唇、爪甲色淡,妇女月经量少。舌质淡,脉细。阴虚证的症状有形体消瘦,口燥咽干,潮热颧红,五心烦热,盗汗,小便短黄,大便干结。舌质红,舌面少津,苔少或无苔,脉细数。阳虚证的症状是畏寒怕冷,四肢不温,口淡不渴,自汗,小便清长或尿少浮肿,大便溏薄,舌体胖,舌质淡,苔白滑,脉沉迟。故本题选D。

102.解析:虚劳气虚证的治法是益气补虚。血虚证的治法是补血养肝。阴虚证的治法是养阴生津。阳虚证的治法是补阳温中。故本题选 B。

105.解析：苦杏仁中毒临床表现为眩晕、心悸、恶心、呕吐等中毒反应，重者出现昏迷、惊厥、瞳孔散大、对光反应消失，最后因呼吸麻痹而死亡。故本题选 B。

109.解析："怒则气上""喜则气缓""悲则气消""恐则气下""惊则气乱""思则气结"。故本题选 E。

111.解析：表虚自汗、阴虚盗汗禁用发汗力较强的解表药，实热证、津血亏虚者忌用温里药。故本题选 CD。

112.解析：肝功能不全者用药的基本原则和注意事项有明确疾病诊断和治疗目标；忌用有肝毒性的药物；注意药物相互作用，避免产生新的肝损害；坚持少而精的用药原则。定期检查肝功能，及时调整治疗方案。故本题选 ABCDE。

113.解析：一般来说，凡是剧烈运动的、外向的、上升的、温热的、明亮的，或属于功能方面的皆为阳。故本题选 BCE。

114.解析：时行感冒常用的中成药有清瘟解毒片、连花清瘟胶囊、维 C 银翘片、银翘伤风胶囊。故本题选 ABCD。

115.解析：消法主要分为消食导滞、消痞散积、软坚散结等。回阳救逆法属于温法，和解少阳法属于和法。故本题选 ABC。

117.解析：对于表邪已解、麻疹已透、疮疡已亏，不宜再汗。半表半里证、里证、虚证等，不宜使用汗法。自汗、盗汗、失血、吐泻、热病后期津亏、妇女月经期，不宜使用汗法。故本题选 ABCDE。

119.解析：长期服用天王补心丸、朱砂安神丸、紫雪散、至宝丹等，会因蓄积而出现慢性汞中毒等。故本题选 ABCD。

押题秘卷(二)答案

1. B	2. D	3. E	4. C	5. C	6. B	7. B	8. C	9. B	10. D
11. D	12. B	13. D	14. B	15. B	16. D	17. D	18. A	19. E	20. D
21. C	22. A	23. D	24. B	25. B	26. C	27. E	28. D	29. A	30. E
31. E	32. B	33. A	34. B	35. C	36. D	37. B	38. E	39. C	40. D
41. D	42. E	43. B	44. E	45. C	46. C	47. D	48. A	49. C	50. D
51. D	52. A	53. B	54. E	55. A	56. C	57. D	58. A	59. B	60. E
61. C	62. A	63. E	64. A	65. B	66. C	67. C	68. B	69. A	70. C
71. E	72. B	73. A	74. E	75. C	76. B	77. C	78. D	79. B	80. C
81. E	82. A	83. B	84. C	85. D	86. C	87. B	88. E	89. A	90. B
91. B	92. D	93. D	94. B	95. A	96. A	97. A	98. A	99. E	100. A
101. A	102. D	103. D	104. B	105. B	106. D	107. C	108. A	109. D	110. A

111. ABCE   112. ABCDE   113. ABDE   114. ABE   115. ABC

116. DE   117. ABCD   118. ABCDE   119. ACE   120. ABCDE

押题秘卷(二)解析

2. 解析:肾藏先天之精,其携带遗传物质,促进人体胚胎发育,是生命起源的物质基础;所以生命起源的物质基础是肾精。故本题选 D。

5. 解析:进食富于营养而易于消化的食物,以保证气血的化生。阳虚患者忌食寒凉,宜进食温补类食物;阴虚患者忌食燥热,宜进食淡薄滋润类食物。虚劳者正气耗损,抵御外邪能力降低,平日应避风寒,适寒温,避免感受外邪进一步耗伤正气。注意饮食有节,生活规律,劳逸适度,保持心情舒畅。故本题选 C。

9. 解析:大黄为正名,其别名有川军、生军、锦纹、将军。故本题选 B。

10. 解析:鼻渊属胆经郁热者,宜选用的中成药是鼻渊舒胶囊、藿胆丸、胆香鼻炎片。鼻渊风热蕴肺证常用的中成药有利鼻片、鼻渊通窍颗粒、鼻渊片、鼻舒适片。故本题选 D。

14. 解析:婴幼儿用药的原则有用药及时,用量宜轻;宜用轻清之品;宜佐健脾和胃之品;宜佐凉肝定惊之品;不宜滥用滋补之品。故本题选 B。

16. 解析:血红蛋白增多见于慢性肺源性心脏病、发绀型先天性心脏病、真性红细胞增多症、高原病、大细胞性贫血,以及某些肿瘤(如肾癌)、大量失水、严重烧伤等。妇女月经过多、再生障碍性贫血、胃溃疡、缺乏维生素 B_{12} 的营养不良性贫血均可导致血红蛋白减少。故本题选 D。

17. 解析:风寒头痛宜选用川芎茶调散,风热头痛宜选用芎芷石膏汤,肝阳头痛宜选用天麻钩藤饮,血虚头痛宜选用加味四物汤,瘀血头痛宜选用通窍活血汤。故本题选 D。

20. 解析:《太平惠民和剂局方》为宋代官府颁行,是我国第一部成药药典。《千金翼方》是《千金要方》的续编,与《千金要方》相辅相成。《普济方》是中国古代收方最多的方书,为研究复方用药提供了极为珍贵的资料。《太平圣惠方》以临床实用为目的,首详诊候辨阴阳法,次叙处方用药法则,然后按科分叙各科病证和病因、病理及方药的适应证和药物剂量。因证设方,药随方施,理法方药兼收并蓄。《外台秘要》是继《千金要方》后又一部综合性医学巨著,为医学史的研究提供了不少珍贵资料。故本题选 D。

21. 解析:肝阳上亢头痛宜选用天麻钩藤颗粒、天麻首乌片、清脑降压片、脑立清丸。故本题选 C。

23. 解析:我国地处温带,特别是长江以南地区,夏季炎热、潮湿,饮片最易发霉。故本题选 D。

24. 解析:该患者可辨证为口疮脾肾阳虚证,宜选用的方剂是附子理中丸。故本题选 B。

26. 解析:在合理用药的基本原则中,安全的意义首先是指应考虑所用药物是否安全,是否会对患者造成不良反应。故本题选 C。

27. 解析:口疮属脾肾阳虚证,宜选用的中成药为内服附子理中丸、金匮肾气丸。故本题选 E。

28. 解析:脚注的内容包含特殊调剂方法、保存方法、煎法、服法等。故本题选 D。

30. 解析:咽喉肿痛,可内服六神丸,外用冰硼散吹喉,共奏清热解毒、消肿利咽之效。故本题选 E。

31. 解析:脾胃虚寒、大便稀溏者,忌用苦寒或泻下药,以免再伤脾胃。故本题选 E。

35. 解析:痛经是指女性正值经期或经行前后因胞宫气血变化,致病因素乘时而作所致的疾病,以周期性小腹疼痛,或痛引腰骶,甚则剧痛昏厥者为临床特征。月经周期提前 7 天以上,甚至 10 余日一行,连续 2 个周期以上者,称为"月经先期"。月经周期延长 7 天以上,甚至 3~5 个月一行者,称为"月经后期"。月经周期时或提前时或延长 7 天以上,连续 3 个周期以上者,称为"月经先后无定期"。崩漏是月经的周期、经期、经量发生严重失常的病证,经血非时暴下不止或不尽,前者谓之崩中,后者谓之漏下。故本题选 C。

36. 解析:塞因塞用又称"以补开塞",是指针对闭塞不通的临床表现,用补虚药物进行治疗。适用于因虚而出现闭塞不通假象的真虚假实证。如脾虚腹胀、血虚经闭等。故本题选 D。

37. 解析:服用银翘解毒丸时用芦根汤或温开水送服。一次 1 丸,一天 2~3 次。故本题选 B。

[41~43]解析:治疗咳嗽风寒袭肺证的基础方

剂是三拗汤合止嗽散。故41题选D。治疗咳嗽风热犯肺证的基础方剂是桑菊饮。故42题选E。治疗咳嗽风燥伤肺证的方剂是桑杏汤。故43题选B。清金化痰汤是治疗咳嗽痰热郁肺证的基础方剂。二陈平胃散合三子养亲汤是治疗咳嗽痰湿蕴肺证的基础方剂。

[44~45]解析：气血两虚证的临床表现，常见少气懒言，乏力自汗，面色苍白或萎黄，心悸失眠，舌淡而嫩，脉细弱等。故44题选E。气滞血瘀证的临床表现，常见胸胁胀满，走窜疼痛，性情急躁，并兼见痞块刺痛拒按，舌紫暗或有瘀斑等。故45题选C。气不摄血证的临床表现，常见出血的同时，见有气短，倦怠乏力，面色苍白，脉软弱细微、舌淡等气虚的症状。血虚证的临床表现，常见面色苍白或萎黄，唇色淡白，头晕眼花，心悸失眠，手足发麻，妇女经行量少，愆期甚或经闭，舌质淡，脉细无力。气随血脱证的临床表现，常见于大量出血的同时，见面色白，四肢厥冷，大汗淋漓，甚至晕厥，脉微细或弱等症。

[46~47]解析：具有生化、承载、受纳等作用的事物，均归属于土。故46题选C。具有清洁、肃降、收敛等作用的事物，均归属于金。故47题选D。具有生长、升发、条达舒畅等作用的事物，均归属于木。具有温热、升腾等作用的事物，均归属于火。具有寒凉、滋润、向下运行等作用的事物，均归属于水。

[54~56]解析：产地类如怀山药、田三七、东阿胶、杭白芍、广藿香、江枳壳、建泽泻等。故54题选E。炮制类如酒蒸大黄、蜜炙麻黄、炒山药等。故55题选A。颜色、气味类如紫丹参、香白芷、苦杏仁等。故56题选C。

[57~58]解析：知母功用清热，白虎汤用于外感热病，方中用生知母。故57题选D。大补阴丸、知柏地黄丸等用于阴虚火旺，则宜用盐知母。故58题选A。

[61~63]解析：蟾酥、苍耳子、蓖麻子可引起剥脱性皮炎。故61题选C。五味子、白芍、当归、丹参等可引起荨麻疹。故62题选A。黄柏、天花粉、大黄等可引起湿疹样药疹。故63题选E。

[64~66]解析：黄连解毒汤、大柴胡汤等与抗动脉粥样硬化、降血脂药联用，可增强疗效。故64题选A。小青龙汤、柴朴汤等与氨茶碱、色甘酸钠等联用，可提高对支气管哮喘的疗效。故65题选B。苓桂术甘汤、苓桂甘枣汤等与普萘洛尔类抗心律失常药联用，既可增强治疗作用，又能预防发作性心动过速。故66题选E。

[67~69]解析：食滞胃脘证的临床表现，常见脘腹胀满，呕吐酸腐，嗳气反酸，或矢气酸臭，不思饮食，大便泄泻或秘结，舌苔厚腻，脉滑。故67题选C。胃热证的临床表现，常见胃脘灼热而疼痛，烦渴多饮或渴欲冷饮，消谷善饥，牙龈肿痛，口臭，泛酸嘈杂，舌红苔黄，脉滑数。故68题选B。胃寒证的临床表现，常见胃脘疼痛，轻则绵绵不已，重则拘急剧痛，阵阵发作，遇寒则重，得热则缓，呕吐清水，舌苔白滑，脉沉迟或沉弦。故69题选A。

[70~72]解析：未能严格遵守规章制度和标准化操作规程属于人员因素；药品或给药装置等堆放混乱属于环境因素；特定剂型、特殊用法药品未与普通药品区分管理属于药品因素。故70题选C，71题选E，72题选B。

[80~81]解析：上焦生理功能特点为"上焦如雾"。中焦生理功能特点为"中焦如沤"。下焦生理功能特点为"下焦如渎"。故80题选C，81题选E。

[82~83]解析：肉豆蔻为正名，其别名为肉果、玉果。故82题选A。决明子为正名，其别名为草决明、马蹄决明。故83题选B。

[86~87]解析：半夏生用有毒，一般都制用，最常见的有法半夏、姜半夏（制半夏）、清半夏，都有化痰功效，但姜半夏能温中降逆，故香砂六君丸、温胆汤、小陷胸汤用姜半夏；小青龙汤治疗痰多咳喘，用法半夏为宜。故86题选C，87题选B。

[88~90]解析：燥热犯肺证的临床表现，常见干咳无痰，或痰少而黏，缠喉难出，鼻燥咽干，舌尖红，苔薄白少津，脉浮细而数，并常伴有胸痛或发热头痛、身酸楚等症状。故88题选E。肺气虚的临床表现，常见咳喘无力，气短懒言，声音低微，或语言断续无力，稍一用力则气呼而喘，周身乏力，自汗出，面色白，舌质淡嫩，脉虚弱等。故89题选A。肺阴虚证的临床表现，常见咳嗽较重，干咳无痰，或痰少而黏，并有咽喉干痒，或声音嘶哑，身体消瘦，舌红少津，脉细无力。故90题选B。

94.解析：中风的证型有风痰入络证、风阳上扰证、气虚血瘀证。气虚血瘀证的症状是肢体偏枯不用,肢软无力,面色萎黄。舌质淡紫或有瘀斑,苔薄白,脉细涩或细弱。风痰入络证的症状是肌肤不仁,手足麻木,突然发生口眼歪斜,语言不利,口角流涎,舌强语謇,甚则半身不遂,或兼见手足拘挛,关节酸痛等症。舌苔薄白,脉浮数。风阳上扰证的症状是平素头晕头痛,耳鸣目眩,突然发生口眼歪斜,舌强语謇,或手足重滞,甚则半身不遂。舌质红苔黄,脉弦。故本题选 B。

96. 解析:米壳的正名为罂粟壳。穿山甲是山甲珠、炮山甲、鲮鲤的正名。肉苁蓉是淡大芸的正名。朱砂是丹砂、辰砂、镜面砂、珠宝砂的正名。淫羊藿是仙灵脾的正名。故本题选 A。

98. 解析:热淋的症状是小便频数短涩,灼热刺痛,尿色黄赤,少腹拘急胀痛,或有寒热,口苦,呕恶,或腰痛拒按,或大便秘结。舌质红,苔黄腻,脉滑数。石淋的症状是尿中夹有砂石,排尿涩痛,或排尿时突然中断,尿道窘迫疼痛,少腹拘急,往往突发一侧腰腹绞痛难忍,甚则牵及外阴,尿中带血。舌质红,苔薄黄,脉弦或弦数。血淋的症状是小便热涩刺痛,尿色深红,或夹有血块,疼痛满急加剧,或见心烦。舌尖红,舌苔黄,脉滑数。气淋的症状是郁怒之后,小便涩滞,淋漓不宣,少腹胀满疼痛。舌苔薄白,脉弦。膏淋的症状是小便浑浊,乳白或如米泔水,上有浮油,置之沉淀,或伴有絮状凝块物,或混有血液、血块,尿道热涩疼痛,尿时阻塞不畅,口干。舌质红,苔黄腻,脉濡数。故本题选 A。

99. 解析:热淋的治法是清热利湿通淋。清热利湿,排石通淋是石淋的治法。清热通淋,凉血止血是血淋的治法。理气疏导,通淋利尿是气淋的治法。清热利湿,分清泄浊是膏淋的治法。故本题选 E。

102. 解析:寒湿腰痛的治法为散寒除湿,温经通络。滋补肾阴为肾阴虚腰痛的治法。温补肾阳为肾阳虚腰痛的治法。活血化瘀,通络止痛为瘀血腰痛的治法。清热利湿,舒筋止痛为湿热腰痛的治法。故本题选 D。

104. 解析:冒雨涉水腰痛加重者,可用生姜红糖茶,以发散风寒湿邪。预防腰痛,应注意在日常生活中要保持正确的坐、卧、行体位,劳逸适度,不可强力负重,避免腰部跌仆闪挫。避免坐卧湿地,

暑季湿热郁蒸时,亦应避免夜宿室外,贪冷过度。急性腰痛,应及时治疗,愈后注意休息调养,以巩固疗效。慢性腰痛除药物治疗外,注意腰部保暖,或加用腰托固护,避免腰部损伤。涉水冒雨或身汗出后即应换衣擦身。避免劳欲太过,防止感受外邪,经常活动腰部,或进行腰部自我按摩、打太极拳等医疗体育活动,有助于腰痛的康复。故本题选 B。

105. 解析:乳痈的证型有气滞热壅证和热毒炽盛证。乳痈气滞热壅证的症状是乳汁淤积结块,皮色不变或微红,肿胀疼痛;伴恶寒发热,周身酸楚,口渴,便秘。舌苔薄,脉数。热毒炽盛证的症状是乳房肿痛加剧,皮肤焮红灼热,继之肿块变软,有应指感;或溃后脓出不畅,红肿热痛不消,有"传囊"现象;伴壮热不退,口渴喜饮,便秘溲赤。舌质红,苔黄腻,脉洪数。故本题选 B。

108. 解析:月经后期的证型为肾虚证、血虚证、气滞证和痰湿证。肾虚证的症状为月经周期延长,经量少,色暗淡,质清稀,或带下清稀;腰膝酸软,头晕耳鸣,面色晦暗,或面部暗斑。舌淡,苔薄白,脉沉细。血虚证的症状为月经周期延长,经量少,色淡红,质清稀,或小腹绵绵作痛;或头晕眼花,心悸少寐,皮肤不润,面色苍白或萎黄。舌质淡红,苔薄白,脉细弱。气滞证的症状为月经周期延长,量少或正常,色暗红或有血块,小腹胀痛;或精神抑郁,胸胁乳房胀痛。舌质正常或红,苔薄白或微黄,脉弦或弦数。痰湿证的症状为月经周期延长,量少,色淡红,质黏稠;头晕体胖,心悸气短,脘闷恶心,口腻多痰,或带下量多黏腻。舌淡胖,苔白腻,脉滑。故本题选 A。

111. 解析:饮片的特殊煎法常见的有单包、配方用、先煎、后下、包煎、另煎、打碎、烊化、冲服、兑服、煎汤代水等。故本题选 ABCE。

112. 解析:对特殊用药人群,如婴幼儿、老年人、少数民族和国外来宾等,需要特别详细提示服用药品的方法。老年人的视力、听力和用药依从性差,应反复交代药品的用法、禁忌证和注意事项直至患者或家人完全明白;同时老年人的记忆力减退、反应迟钝,容易忘服或误服药品,甚至因商品名的不同而致重复用药而过量的现象时有发生,因此在用药时宜选用每日仅服用 1~2 次的药品,书面写清楚用法并交代清晰,有条件的可配备单剂量药盒,并

叮嘱老年患者家属、亲属或子女督促老年人按时、按量服用。对少数民族患者和国外的来宾可尽量注明少数民族语言或英语、法语、日语等，同时注意民族生活习惯，选择适合他们服用的药品。必要时对患者进行一些心理疏导。故本题选ABCDE。

113.解析：亡阳临床表现多见冷汗淋漓、肌肤手足逆冷、精神疲惫、神情淡漠，甚则见昏迷、脉微欲绝等症状。故本题选ABDE。

114.解析：咳嗽痰热郁肺证的主要症状包括咳嗽气粗，痰多黄稠，烦热口干，舌红，苔黄腻，脉滑数。故本题选ABE。

115.解析：攻补兼施法适用于里实积滞、邪实正虚之便秘证。里热实结、气血虚弱者，症见大便秘结，下之不通，身热口渴，气短乏力等；里实热结、津液损伤者，症见大便秘结，下之不通，口唇干燥；寒实内结、气虚阳衰者，症见大便秘结，腹痛得温则快，或久利赤白，手足不温等，皆可采用攻补兼施法治之。泻下逐水法适用于水饮邪热壅实、形气俱实之胸腹水肿。温下法适用于寒积便秘证。故本题选ABC。

116.解析：煎药时可以采用传统的煎药器具，如砂锅、不锈钢锅等单剂煎煮；也可以采用煎药机。如果选择不当，也可致毒，应避免用铝锅、铁锅煎药。故本题选DE。

117.解析：抑强扶弱法是临床上运用五行相克规律来确立治则治法，其基本治疗原则是抑强和扶弱。依据五行相克规律确立的治法，包括抑木扶土法、培土制水法、佐金平木法、泻南补北法。故本题选ABCD。

118.解析：《伤寒论》载方113首，配伍严谨，体现了君臣佐使的组方原则，并包含汗、吐、下、和、温、清等法，具有广泛的适用性。故本题选ABCDE。

120.解析：可引起肝损伤的含汞类中药有朱砂、银朱、红粉、轻粉、白降丹等。故本题选ABCDE。

押题秘卷(三)答案

1. B	2. D	3. E	4. C	5. C	6. B	7. B	8. C	9. C	10. C
11. A	12. C	13. E	14. C	15. D	16. E	17. B	18. A	19. D	20. C
21. C	22. B	23. D	24. A	25. D	26. C	27. E	28. B	29. C	30. B
31. B	32. C	33. C	34. D	35. A	36. A	37. C	38. D	39. C	40. D
41. A	42. C	43. E	44. A	45. B	46. D	47. A	48. E	49. B	50. C
51. D	52. A	53. C	54. A	55. C	56. D	57. D	58. A	59. A	60. D
61. C	62. B	63. D	64. A	65. B	66. C	67. A	68. D	69. E	70. A
71. B	72. D	73. E	74. B	75. C	76. D	77. A	78. E	79. C	80. D
81. C	82. A	83. B	84. D	85. E	86. A	87. B	88. A	89. E	90. C
91. D	92. B	93. C	94. C	95. B	96. B	97. A	98. C	99. A	100. D
101. C	102. D	103. A	104. A	105. B	106. E	107. D	108. B	109. B	110. A

| 111. ABCDE | 112. ABCDE | 113. ABCDE | 114. AD | 115. ABCD |
| 116. ABC | 117. ABC | 118. ABCDE | 119. BC | 120. ABCDE |

押题秘卷(三)解析

4.解析:该患者可辨证为阳痿肾阳不足,中成药可选用益肾灵颗粒、强龙益肾胶囊、蚕蛾公补片、海龙蛤蚧口服液和健阳片。故本题选C。

6.解析:心悸之心阳不振证可见心悸不安,胸闷气短,动则尤甚,面色苍白,形寒肢冷,舌淡苔白,脉虚弱或沉细无力。治法为温补心阳,安神定悸。故本题选B。

7.解析:伤科七味片中主要含有马钱子,故服用过量的主要中毒表现为马钱子中毒特征。故本题选B。

8.解析:调剂、煎煮的特殊要求注明在药品右上方,并加括号,如打碎、先煎、后下等。故本题选C。

10.解析:本题主要考查癃闭膀胱湿热证的临床表现。小便点滴不通,或量极小而短赤灼热,小腹胀满,口苦口黏,大便不畅。舌质红,苔黄腻,脉数。辨证属于癃闭膀胱湿热证。故本题选C。

12.解析:雄黄中毒消化系统表现为口腔咽喉干痛、烧灼感,口中有金属味,流涎,剧烈恶心呕吐,腹痛腹泻,严重时类似霍乱。故本题选C。

14.解析:中医治疗疾病的特点,是辨证论治与辨病施治相结合。而正确辨析病证,是合理应用中药或中成药的根本保证。故本题选C。

15.解析:心悸之阴虚火旺证可见心悸易惊,心烦失眠,五心烦热,口干,盗汗,思虑劳心则症状加重,伴耳鸣腰酸,头晕目眩,急躁易怒。舌红少津,苔少或无,脉细数。治疗首选天王补心丹加减。故本题选D。

16.解析:白细胞计数增多主要见于各种细菌感染、严重组织损伤或坏死、白血病、恶性肿瘤、尿毒症、糖尿病酮症酸中毒,以及有机磷农药、催眠药等化学药物的急性中毒,应用某些升白细胞的化学药物也会促使白细胞增高。流行性感冒、再生障碍性贫血、疟疾、伤寒均可导致白细胞计数减少。故本题选E。

20.解析:接待患者地点宜在办公室、会议室等场所,以有利于谈话和沟通。无论是即时或事后患者的投诉,均不宜当事人来接待患者。一般性的

投诉,可由当事人的主管或同事接待。接待患者投诉时,接待者的举止行为要点第一是尊重,第二是微笑。接待时,应该向患者让座,先请患者坐下,自己后坐下,并注意坐姿要端正。一般的原则是如果投诉即时发生(即刚刚接受服务后便发生投诉),则要尽快将患者带离现场,以减缓、转移患者的情绪和注意力,不使事件造成对其他服务对象的影响。故本题选C。

22.解析:能口服给药的,不选用注射给药;能肌内注射给药的,不选用静脉注射或滴注给药。必须选用静脉注射或滴注给药的应加强监测。故本题选B。

24.解析:小儿不思乳食,嗳腐酸馊,脘腹胀满疼痛,大便酸臭,烦躁啼哭,夜眠不安,手足心热,症状符合小儿积滞乳食内积证候表现,治法是消乳化食,和中导滞。故本题选A。

26.解析:香连化滞丸与呋喃唑酮联用,可增强治疗细菌性痢疾的效果。故本题选C。

28.解析:因外观易混淆,功效不同,不能装于同一药斗的有蒲黄与海金沙,紫苏子与菟丝子,山药与天花粉,杏仁与桃仁,厚朴与海桐皮,荆芥与紫苏叶,大蓟与小蓟,炙甘草与炙黄芪,当归与独活等。故本题选B。

29.解析:消渴阴阳两虚证症见小便频数,甚则饮一溲一,咽干舌燥,面容憔悴,耳轮干枯,腰膝酸软,畏寒肢冷。舌淡,苔白少津,脉沉细无力。方剂应用为金匮肾气丸。故本题选C。

30.解析:麻黄与青霉素联用,治疗细菌性肺炎,有协同增效作用。故本题选B。

31.解析:"十八反"配伍禁忌:本草明言十八反,半蒌贝蔹及攻乌,藻戟遂芫俱战草,诸参辛芍叛藜芦。故本题选B。

32.解析:药物或食物进入胃后,被能碎培根、能消赤巴、伴火隆等三胃火依次消化,药物和食物的甘味和咸味消化后成为甘味;酸消化后仍为酸味;苦、辛、涩味消化后成为苦味。消化后的甘、酸、苦三味谓之三化味。故本题选C。

33.解析:不寐心肾不交证可见心烦不寐,入睡

困难,心悸多梦,伴头晕耳鸣,腰膝酸软,潮热盗汗,五心烦热,咽干少津,男子遗精,女子月经不调。舌红少苔,脉细数。故本题选C。

34.解析:根据患者的表现的可诊断为不寐之肝火扰心证。常用中成药为泻肝安神丸、复方罗布麻颗粒。泻肝安神丸的重镇安神之力较强,适用于不寐兼有头晕目眩,耳鸣耳聋者。复方罗布麻颗粒的平肝潜阳之力较强,适用于肝阳上亢,肝火上炎之高血压不寐者。故本题选D。

36.解析:补母泻子法的基本治疗原则是补母和泻子,即"虚则补其母,实则泻其子"。根据五行相生规律确立的治法,包括滋水涵木法、益火补土法、培土生金法、金水相生法。抑强扶弱法为依据五行相克规律确立的治法,包括抑木扶土法、培土制水法、佐金平木法、泻南补北法。故本题选A。

38.解析:生石灰块,又名氧化钙,具有取材和使用方便,成本低,吸湿率高等特点,其吸潮率可达20%~25%,是传统养护方法中一种主要的吸潮剂。故本题选D。

[41~43]解析:喘证风寒闭肺证的症状为喘咳气逆,呼吸急促,胸部胀闷,痰多色白稀薄而带泡沫,兼头痛鼻塞,无汗,恶寒、发热。舌苔薄白而滑,脉浮紧。故41题选A。喘证痰热壅肺证的症状为喘咳气涌,胸部胀痛,痰稠黏色黄,或夹血痰,伴胸中烦闷,身热,有汗,口渴喜冷饮,咽干,面红,尿赤,便秘。舌质红,苔薄黄腻,脉滑数。故42题选C。喘证肾不纳气证的症状为喘促日久,呼多吸少,气不得续,动则喘甚,小便常因咳甚而失禁,或尿后余沥,形瘦神疲,汗出肢冷,面唇青紫,或有跗肿,舌淡苔薄,脉沉弱;或见喘咳,面红烦躁,口咽干燥,足冷,汗出如油。舌红少津,脉细。故43题选E。

[44~45]解析:目眦赤烂,多属湿热。小儿睡眼露睛,多属脾虚,气血不足。眼胞红肿,多为肝经风热。眼窝下陷,多是津液亏耗。故44题选A,45题选B。

[46~47]解析:抑木扶土法又称疏肝健脾法、调和肝胃法,适用于木旺乘土或土虚木乘之证。故46题选D。培土制水法为健脾利水以制约水湿停聚的治法,适用于脾虚不运,水湿泛溢而致水肿胀满的证候。故47题选A。佐金平木法又称滋肺清肝法,适用于肺阴不足,肝火上逆之证。泻南补北

法又称泻火补水法、滋阴降火法,适用于肾阴不足,心火偏旺,水火未济,心肾不交之证。滋水涵木法适用于肾阴亏虚,不能涵养肝木,而致肝阴不足,阴不制阳,肝阳偏亢之"水不涵木"证。

[54~56]解析:补骨脂为正名,其别名为破故纸。故54题选A。首乌藤为正名,其别名为夜交藤。故55题选C。秦艽为正名,其别名为左秦艽。故56题选D。

[57~58]解析:龙骨质地沉重,宜放在斗架的较下层。故57题选D。地骨皮质地较轻且用量较少,应放在斗架的高层。故58题选A。

[59~60]解析:含钙、镁、铁等金属离子的中药或中成药,不能与左旋多巴联用,因左旋多巴中有游离酚羟基,与上述中药合用后,遇金属离子则会产生络合反应,生成左旋多巴与钙、铝、镁、铁、铋的络合物,影响其吸收,从而降低左旋多巴的生物效应。故59题选A。金银花、连翘、黄芩、鱼腥草等及其中成药,不宜与菌类制剂如乳酶生、促菌生等联用,因金银花、连翘、黄芩、鱼腥草等及其中成药具有较强抗菌作用,服用后在抗菌的同时,还能抑制或降低西药菌类制剂的活性。故60题选D。

[61~63]解析:对出现错误的医嘱条目予以即时提醒属于自动化和信息化;建立多重核对流程属于项目清单和复核系统;规范处方行为属于强制功能和约束。故61题选C,62题选B,63题选D。

[64~66]解析:老年人的体虚,也有阴虚、阳虚、气虚、血虚和心、肝、脾、肺、肾等不同脏器虚衰之区别。阴虚者选用清补型滋补剂,如大补阴丸;偏于阳虚者应服用温补型滋补剂,如龟龄集;肾阴虚老人宜服六味地黄丸;心脾两虚老人宜服人参归脾丸。故64题选A,65题选B,66题选C。

[70~72]解析:艾叶为正名,其别名为祁艾、蕲艾、灸草、冰台。故70题选A。延胡索为正名,其别名为元胡、玄胡索。故71题选B。诃子为正名,其别名为诃黎勒、诃子肉。故72题选D。

[76~77]解析:凝胶剂除另有规定外,应避光、密闭贮存,并应防冻。故76题选D。搽剂、洗剂、涂膜剂除另有规定外,均应密封贮存。故77题选A。

[82~83]解析:日光对某些药物的色素有破坏作用而导致变色,如玫瑰花、月季花、桑叶、益母草等花、叶、草类饮片,在日光照射下颜色变浅,干燥

易碎。故82题选A。直接日光照射能促使药物温度增高,发生变化,如含有挥发油的饮片当归、丁香、川芎等易发生气味散失、泛油。故83题选B。

[84~85]解析:沉淀,是液体制剂的一种常见变质现象。中成药的液体制剂,在温度和pH的影响下易发生沉淀,常见的剂型有药酒、口服液、注射液等。故84题选D。易发生酸败的剂型有合剂、酒剂、煎膏剂、糖浆剂、软膏剂等。故85题选E。

[86~87]解析:矿物、动物骨甲类饮片、某些有毒饮片需要先煎,如龟甲。故86题选A。气味芳香类饮片、久煎后有效成分易被破坏的饮片需要后下,如白豆蔻。故87题选B。

91.解析:滑脉主痰饮、食滞、实热等。平人脉滑而冲和,是营卫充实之象。妇人妊娠亦常见滑象,是血气充盛而和调的表现。紧脉主病为寒、为痛,为宿食。弦脉主肝胆病、痛证、痰饮等。洪脉主邪热亢盛。细脉主气血两虚、诸虚劳损,又主湿病。故本题选D。

95.解析:汞中毒的解救方法有①清除毒物,如催吐、洗胃、导泻、输液,服用牛奶、蛋清等,也可用二巯基丙醇类、硫代硫酸钠等解毒。②纠正水液代谢和电解质紊乱,抗休克、肾透析等对症治疗。③甘草、绿豆煎汤饮,或以土茯苓煎汤饮。故本题选B。

96.解析:心阳虚与心气虚的共有症状是心悸,气短,自汗,活动或劳累后加重。心气虚的临床表现,除上述共用症状外,兼见面色白、体倦乏力、舌质淡、舌体胖嫩、苔白、脉虚。心阳虚的临床症状,除上述共有症状外,兼见形寒肢冷、心胸憋闷、面色苍白、舌淡或紫暗、脉细弱或结代。心血虚与心阴虚的共同症状是心悸,心烦,易惊,失眠,健忘。心血虚证的临床表现,除上述症状外,兼见眩晕、面色不华、唇舌色淡、脉细弱。心阴虚证的临床表现,除上述症状外,兼见低热、盗汗、五心烦热、口干、舌红少津、脉细数。心火亢盛证的临床表现,多见心中烦热,急躁失眠,口舌糜烂疼痛,口渴,舌红,脉数,甚则发生吐血、衄血。故本题选B。

97.解析:心气虚证以心脏及全身功能活动衰弱为辨证要点。心阳虚证以在心气虚证的基础上出现虚寒症状为辨证要点。心血虚以心的常见症状与血虚证共见为辨证要点。心阴虚证以心的

常见症状与阴虚证共见为辨证要点。心火亢盛证以心及舌、脉等有关组织出现实火内炽的症状为辨证要点。故本题选A。

98.解析:风热感冒的症状为身热较著,微恶风,头胀痛,或咳嗽少痰,或痰出不爽,咽痛咽红,口渴。舌边尖红,苔薄白或微黄,脉浮数。阳暑的症状为发热汗多,头痛面红,烦躁,胸闷,口渴多饮,溲赤,或兼见恶寒。舌红少津,脉洪大。时行感冒的症状为突然发热,高热不退,甚则寒战,周身酸痛,无汗,咳嗽,口干,咽喉疼痛,伴明显全身症状,呈现流行性发作。舌红,苔黄,脉浮数。风寒感冒的症状为恶寒重,发热轻,无汗头痛,肢体酸痛,或鼻塞声重,或鼻痒喷嚏,流涕清稀,咽痒,咳嗽,咳痰稀白。舌苔薄白,脉浮紧。气虚感冒的症状为发热,恶寒较甚,无汗,头痛鼻塞,身楚倦怠,咳嗽,痰白,咳痰无力。舌淡,苔白,脉浮而无力。故本题选C。

100.解析:风热感冒宜选用的基础方剂是银翘散。荆防败毒散是风寒感冒的基础方剂。清瘟败毒饮是时行感冒的基础方剂。参苏饮是气虚感冒的基础方剂。白虎汤是阳暑的基础方剂。故本题选D。

101.解析:风热感冒宜选用双黄连口服液。阳暑常用清暑解毒颗粒,风寒感冒常用荆防颗粒,时行感冒常用连花清瘟胶囊,气虚感冒常用败毒散。故本题选C。

102.解析:肾气不固证的临床表现,常见滑精早泄,尿后余沥,小便频数而清,甚则不禁,腰膝酸软,面色淡白,听力减退,舌淡,脉细弱。肾不纳气证的临床表现,常见气虚喘促,呼多吸少,动则喘甚,汗出,四肢不温,恶风寒,面部虚浮,舌质淡,脉虚弱。肾阳虚证的临床表现,常见形寒肢冷,精神不振,腰膝酸软,或阳痿不举,舌淡苔白,脉沉迟或两尺无力。肾阴虚证的临床表现,常见头晕目眩,耳鸣耳聋,牙齿松动,失眠遗精,口燥咽干,五心烦热,盗汗,腰膝酸痛,舌红,脉细数。肾精不足证的临床表现,常见男子精少不育,女子经闭不孕,性功能减退。小儿发育迟缓,身材矮小,智力和动作迟钝,囟门迟闭,骨骼痿软。成人早衰,发脱齿摇,耳鸣耳聋,健忘恍惚,动作迟缓,足痿无力,精神呆钝等。故本题选D。

109.解析:郁证痰气郁结证的基础方剂是半夏

厚朴汤。柴胡疏肝散是郁证肝气郁结证的基础方剂。归脾汤是郁证心脾两虚证的基础方剂。四君子汤是虚劳气虚证的基础方剂。甘麦大枣汤是郁证心神失养证的基础方剂。故本题选B。

111.解析:微波干燥养护的优点有干燥迅速、产品质量好、加热均匀、热效率高、反应灵敏等。故本题选ABCDE。

112.解析:婴幼儿消瘦、面色萎黄、厌食、大便溏稀,属于脾虚,可选用健脾和胃消食的山药、茯苓、白术、白扁豆、稻芽等。故本题选ABCDE。

113.解析:气行失常,可涉及五脏六腑、表里内外、四肢九窍等各方面的多种病变。一般概括为气滞、气逆、气陷、气闭和气脱等。故本题选ABCDE。

115.解析:峻吐法适用于体壮邪实,痰食停蓄在咽喉、胸膈、胃脘的病证。痰涎壅滞胸中,症见痰涎壅盛,胸中痞硬,心中烦闷,气上冲咽喉不得息,寸脉浮且按之紧;宿食内停上脘,症见胸闷脘胀,时时欲吐而不得吐;中风实证之闭证,症见不省人事,不能言语,痰涎壅盛;癫痫发作,症见痰浊壅塞;误食毒物,尚在胃脘等,均宜及时峻吐。故本题选ABCD。

116.解析:处方中有需要特殊处理的药品,如先煎、后下、包煎、冲服、烊化、另煎等,要单包成小包并注明用法。鲜药应分剂量单包成小包。选项中薄荷应后下,蒲黄应包煎,鲜地黄为鲜药,均应单包。通草应先称,瓜蒌应后称。故本题选ABC。

117.解析:对于邪在表者、邪在半表半里者,阳明病腑未实者,不可使用下法。润下法适用于血虚津枯、肠燥便秘证。攻补兼施法适用于里实积滞、邪实正虚之便秘证。故本题选ABC。

118.解析:《黄帝内经·素问》作为现存最早、最为系统的医学经典著作,全面总结了秦汉以前古代医学的临床经验和理论,将人的生命活动置于自然界的运动变化中加以考察,于探讨人与自然的过程中充分汲取了中国古代哲学、天文学、地理学等学科的先进思想和研究成果,创建了阴阳、五行、脏腑、经络、精气神等各种医学理论,以演绎其运动变化的客观规律,对人的生理与病理现象,各种疾病的诊断、治疗及其预后转归等各方面均有较为系统、全面的阐述,充分体现了人与自然统一的整体运动观念,确立了因时、因地、因人制宜的辨证施治原则,形成了独具特色的中医学理论体系,并为其发展奠定了坚实的基础。故本题选ABCDE。

押题秘卷(四)答案

1. A	2. B	3. D	4. D	5. B	6. B	7. D	8. E	9. C	10. D
11. B	12. A	13. E	14. D	15. A	16. B	17. B	18. D	19. E	20. E
21. B	22. D	23. B	24. A	25. B	26. E	27. D	28. D	29. D	30. E
31. B	32. A	33. A	34. B	35. E	36. C	37. C	38. E	39. B	40. D
41. D	42. C	43. A	44. C	45. E	46. E	47. D	48. B	49. C	50. A
51. E	52. D	53. A	54. A	55. E	56. B	57. D	58. A	59. D	60. C
61. A	62. E	63. B	64. D	65. E	66. D	67. C	68. A	69. D	70. E
71. B	72. A	73. D	74. B	75. C	76. E	77. B	78. E	79. B	80. A
81. D	82. C	83. A	84. A	85. E	86. A	87. B	88. B	89. E	90. A
91. A	92. A	93. C	94. B	95. A	96. B	97. A	98. C	99. A	100. B
101. D	102. B	103. D	104. C	105. B	106. B	107. B	108. D	109. E	110. B
111. ABCE		112. ABCDE		113. ABCDE		114. BCDE		115. ABDE	
116. ABCE		117. ABDE		118. ABCE		119. ABCDE		120. AB	

押题秘卷(四)解析

5.解析:风热头痛的症状为头痛而胀,甚则头痛如裂,发热或恶风,口渴欲饮,面红目赤,或便秘溲黄。舌尖红,苔黄,脉浮数。故本题选B。

6.解析:天麻头痛片为风寒头痛常用中成药,临床应用为外感风寒、瘀血阻滞或血虚失养所致的偏正头痛。症见头痛、恶寒、鼻塞。故本题选B。

8.解析:珍菊降压片(珍珠层粉、野菊花、槐花米、盐酸可乐定、氢氯噻嗪)有较好的降压及改善症状作用。若以常用量每次1片,每日3次计,盐酸可乐定比单用剂量减少60%。地西泮有嗜睡等不良反应,若与苓桂术甘汤合用,地西泮用量只需常规用量的1/3,嗜睡等不良反应也因为并用中药而消除。故本题选E。

9.解析:香豆素类药物血浆蛋白结合率高,可以将口服降糖药甲苯磺丁脲置换出来而引起低血糖,独活、白芷、羌活等中药主含香豆素类成分,有可能发生此类安全性风险。故本题选C。

10.解析:乳食内积证可见不思乳食、嗳腐酸馊,或呕吐食物、乳片,脘腹胀满疼痛,大便酸臭或便秘,烦躁啼哭,夜眠不安,手足心热。舌质红,苔白厚,或黄厚腻,脉弦滑,或指纹紫滞。基础方剂:乳积用消乳丸加减;食积用保和丸加减。故本题选D。

13.解析:眩晕,头重如裹,胸闷恶心,食少多寐,舌苔白腻,脉濡,皆为痰湿中阻证的典型症状,宜选用半夏天麻丸进行治疗。故本题选E。

14.解析:小青龙汤、柴朴汤等与氨茶碱、色甘酸钠等联用,可提高对支气管哮喘的疗效。故本题选D。

15.解析:肾精不足证的症状为眩晕日久不愈,精神萎靡,两目干涩,视力减退,腰膝酸软,或遗精滑泄,耳鸣齿摇,颧红咽干,五心烦热。舌红少苔,脉细数。故本题选A。

16.解析:淋巴细胞增多常见于急、慢性淋巴细胞白血病,白血病性淋巴肉瘤等,可引起淋巴细胞绝对计数增多;再生障碍性贫血、粒细胞缺乏症可引起淋巴细胞百分率相对性增多。淋巴细胞减少:见于传染病的急性期、放射病、细胞免疫缺陷病、长期应用肾上腺皮质激素后或接触放射线等。此外,各种原因引起中性粒细胞增多时,淋巴细胞可相对减少。故本题选B。

20.解析:《黄帝内经》确立了因时、因地、因人制宜的辨证施治原则,形成了独具特色的中医学理论体系,并为其发展奠定了坚实的基础。《伤寒论》总结了先秦两汉时代的医学成就,继承与发展了《内经》的基本理论,创造性地将医学理论与临床实践紧密结合。《金匮要略》全书以《内经》理论为指导,理论联系实际,开创了内伤杂病辨证论治的体系,对后世临床医学的发展有深远影响。《温疫论》为中医史上第一部论温疫的专著,在温病温疫的病因、病机和证治方面突破了《伤寒论》的原有框架,创立了辨治温疫温病的新理论,对后世温病医家有很大启发和影响。《千金翼方》是《千金要方》的续编,与《千金要方》相辅相成。故本题选E。

21.解析:胁痛肝胆湿热证常用中成药有龙胆泻肝丸、利胆片和胆石清片。龙胆泻肝丸适用于肝胆湿热者。利胆片适用于肝胆湿热伴胆道有泥沙样或较小结石者。胆石清片适用于肝胆湿热伴食积气滞便秘者。故本题选B。

22.解析:丹参注射液与间羟胺(阿拉明)、多巴胺等升压药同用,不但能加强升压作用,还能减少对升压药的依赖性。故本题选D。

23.解析:药材的品质优劣直接影响疗效,医师处方对药品质量提出了要求。如明天麻、子黄芩、左牡蛎、左秦艽、金毛狗脊、鹅枳实、马蹄决明、九孔石决明、净山楂等。故本题选B。

24.解析:脾虚夹积证可见面色萎黄,形体消瘦,神疲肢倦,不思乳食,食则饱胀,腹满喜按,大便溏稀酸腥,夹有乳片或不消化食物残渣。舌质淡,苔白腻,脉细滑,或指纹淡滞。治法为健脾助运,消食化滞。故本题选A。

26.解析:老年人肝肾功能多有不同程度减退或合并多器官严重疾病。因此,用药要因人而异,一般应从"最小剂量"开始。故本题选E。

29.解析:不能装于一斗或上下药斗中,如甘草与京大戟、甘遂、芫花;藜芦与丹参、南沙参、玄参苦参、白芍、赤芍、细辛等。故本题选D。

30. 解析：消糖灵胶囊功效是益气养阴，清热泻火，益肾缩尿，用于治疗糖尿病。含西药成分为格列本脲。故本题选E。

31. 解析：需要后下的饮片包括降香、沉香、薄荷、砂仁、白豆蔻、鱼腥草等气味芳香类饮片和钩藤、苦杏仁、徐长卿、生大黄、番泻叶等久煎后有效成分易被破坏的饮片。故本题选B。

32. 解析：酸味功效润、重、稳、温，能生胃火，增强消化，能使油脂糜烂稀释，并兼顺气，能治培根病。故本题选A。

33. 解析：肝络失养证的症状为胁肋隐痛，悠悠不休，遇劳加重，口干咽燥，心中烦热，头晕目眩，舌红少苔，脉细弦而数。故本题选A。

36. 解析：剩余的残渣无硬心，无白心，无焦化或煳化，挤出的残液量不超出残渣总重量的20%。故本题选C。

37. 解析：透疹解表法适用于表邪外束，疹毒内陷，麻疹不透之证。症见发热恶风，麻疹透发不出，或出而不畅。舌苔薄黄，脉浮数。辛温解表法适用于外感风寒表证。辛凉解表法适用于外感风热表证。养血解表法适用于血虚外感表证。益气解表法适用于气虚外感表证。故本题选C。

[41~43]解析：治疗胸痹气阴两虚证的方剂是生脉散合人参养荣汤。故41题选D。治疗胸痹寒凝心脉证的方剂是瓜蒌薤白桂枝汤合当归四逆汤。故42题选C。治疗胸痹气虚血瘀证的方剂是补阳还五汤。故43题选A。治疗胸痹气滞血瘀证的方剂是血府逐瘀汤。治疗胸痹痰浊瘀阻证的方剂是瓜蒌薤白半夏汤合涤痰汤。

[46~47]解析：人体的呼吸功能，虽为肺所主，但吸入之气必须由肾摄纳，才能使人体的呼吸保持一定深度。故46题选E。肺是体内外气体交换的场所。故47题选D。心有推动血液在脉管内运行的作用。肝具有贮藏血液、调节血量和防止出血的功能。脾主统血，是指脾能摄纳、控制血液，使之正常地循行于脉内，而不逸出。

[48~50]解析：对体积松泡而量大的饮片如通草、灯心草等应先称，以免覆盖前药。故48题选B。对黏度大的饮片如瓜蒌、熟地黄等应后称，放于其他饮片之上，以免沾染包装用纸。故49题选C。矿物类、动物贝壳类、果实种子类等质地坚硬的药品，需碾碎、捣碎后再分剂量调配。故50题选A。

[51~53]解析：胸痹气阴两虚证的治法是益气养阴，活血通脉。故51题选E。胸痹寒凝心脉证的治法是辛温散寒，宣通心阳。故52题选D。胸痹气虚血瘀证的治法是益气活血，通脉止痛。故53题选A。胸痹痰浊瘀阻证的治法是通阳泄浊，豁痰宣痹。胸痹气滞血瘀证的治法是理气活血，通脉止痛。

[56~57]解析：阿胶需要烊化，西洋参需要另煎，竹沥水需要兑服，葫芦壳需要煎汤代水，海金沙需要包煎。56题选B，57题选D。

[60~62]解析：雄黄主要成分含二硫化二砷，此外还含有少量三氧化二砷。故60题选C。乌头类药物的主要有毒成分为乌头碱。故61题选A。黄花夹竹桃的主要有毒成分是强心苷。故62题选E。

[63~65]解析：木防己汤、茯苓杏仁甘草汤、四逆汤等与强心药地高辛等联用，可以提高疗效和改善心功能不全患者的自觉症状。故63题选B。钩藤散、柴胡加龙骨牡蛎汤等与抗高血压药甲基多巴、卡托普利等联用，有利于提高对老年高血压的治疗效果。故64题选D。茵陈蒿及含茵陈蒿的复方与灰黄霉素联用，可增强疗效。故65题选E。

[66~68]解析：热极生风证临床表现常见高热，肢体抽搐，项强，两眼上翻，甚则角弓反张，神志昏迷，舌红脉弦数。故66题选D。血虚生风证临床表现常见头目眩晕，视物模糊，面色萎黄，肢体麻木或震颤，手足拘急，肌肉瞤动，脉弦细，舌淡少苔。故67题选C。肝阳化风证：临床表现常见眩晕欲仆，头胀头痛，肢麻或震颤，舌体歪斜，舌红脉弦，甚则猝然昏倒，舌强、言语不利，或半身不遂。故68题选A。肝胆湿热证临床表现，常见胁肋满闷疼痛，黄疸，小便短赤，或小便黄而浑浊，或带下色黄腥臭，外阴瘙痒，或睾丸肿痛，红肿灼热，舌苔黄腻，脉弦数。寒滞肝脉的临床表现，常见少腹胀痛，牵引睾丸，或睾丸胀大下坠，或阴囊冷缩，舌润苔白，脉多沉弦。

[69~71]解析：将同一处方中经常一起配伍应用的，如"相须""相使"配伍的饮片、处方常用"药对"药物可同放于一个斗中。如杜仲、续断；陈皮、青皮；泽泻、猪苓；山药、薏苡仁；板蓝根、大青叶。

故69题选D,70题选E,71题选B。

[80~81]解析:由实转虚,是指因疾病失治或治疗不当,以致病邪久留,损伤人体正气,导致疾病由实转化为虚。故80题选A。真实假虚一般是由于邪气亢盛,结聚体内,阻滞经络,气血不能外达所致。故81题选D。因虚致实,是指因正气不足,无力驱邪外出,或正虚而内生水湿、痰饮、瘀血等病变产物的凝结阻滞,导致疾病由虚转化致实。实中夹虚,是指以邪实为主,兼见正气虚损的病机变化。真虚假实一般是由于正气虚弱,脏腑经络气血不足,功能减退,气化无力所致。

[82~83]解析:肾炎患者及水肿患者不能吃咸,否则会使病情加重。故82题选C。患哮喘、过敏性皮炎、肝炎、疮疖等患者,在服药时,不能吃鸡、羊、猪头肉、鱼、蟹、虾、韭菜、发菜等食品。故83题选A。

[84~85]解析:续随子的正名是千金子。故84题选A。潼蒺藜的正名是沙苑子。故85题选E。五味子为辽五味子、北五味子、五梅子的正名。牛蒡子为大力子、鼠黏子、牛子、恶实的正名。马钱子为番木鳖、马前、马前子的正名。

[88~90]解析:肾阴虚证的临床表现,常见头晕目眩,耳鸣耳聋,牙齿松动,失眠遗精,口燥咽干,五心烦热,盗汗,腰膝酸痛,舌红,脉细数。故88题选B。肾不纳气证的临床表现,常见气虚喘促,呼多吸少,动则喘甚,汗出,四肢不温,恶风寒,面部虚浮,舌质淡,脉虚弱。故89题选E。肾阳虚证的临床表现,常见形寒肢冷,精神不振,腰膝酸软,或阳痿不举,舌淡苔白,脉沉迟或两尺无力。故90题选A。肾精不足证的临床表现,常见男子精少不育,女子经闭不孕,性功能减退。小儿发育迟缓,身材矮小,智力和动作迟钝,囟门迟闭,骨骼痿软。成人早衰,发脱齿摇,耳鸣耳聋,健忘恍惚,动作迟缓,足痿无力,精神呆钝等。肾气不固证的临床表现,常见滑精早泄,尿后余沥,小便频数而清,甚则不禁,腰脊酸软,面色淡白,听力减退,舌淡苔白,脉细弱。

91.解析:蜈蚣中毒的消化道症状有恶心、呕吐、腹痛、腹泻、十二指肠溃疡、黄疸、急性肝损害等。故本题选A。

94.解析:蜈蚣内服中毒后,用2%~3%碳酸氢钠液洗胃,然后服用炭、吸附毒素。中毒后立即催吐,用1:4000高锰酸钾洗胃,服用蛋清、乳汁或通用解毒剂,静脉输液内加维生素C是细辛中毒的解救方法。用1:5000高锰酸钾液洗胃,内服硫酸镁导泻是苍耳子中毒的解救方法。用1:5000~1:2000的高锰酸钾液及大量清水或3%过氧化氢充分洗胃催吐,然后服硫代硫酸钠2g是苦杏仁中毒的解救方法。先用碘酒20~30滴,温开水送服,再用1:5000高锰酸钾或5%碳酸氢钠洗胃,内服硫酸钠导泻,口服牛奶、蛋清,保护胃黏膜是罂粟壳中毒的解救方法。故本题选B。

97.解析:心肺两虚临床常见久咳不已,气短心悸,面色白,甚者可见口唇青紫,舌淡,脉细弱。心脾两虚证的临床表现,常见心悸怔忡,失眠多梦,健忘,食纳减少,腹胀,大便溏泻,倦怠乏力,舌质淡嫩,脉细弱。心肾不交证的临床表现,常见虚烦失眠,心悸健忘,头晕耳鸣,咽干,腰膝酸软,多梦遗精,潮热盗汗,小便短赤,舌红无苔,脉细数。肺脾两虚证的临床表现,常见久咳不已,短气乏力,痰多清稀,食纳减少,腹胀便溏,甚则足面浮肿,舌淡苔白,脉细弱。肝火犯肺证的临床表现,常见胸胁窜痛,咳嗽阵作,甚则咯吐鲜血,性急善怒,烦热口苦,头眩目赤,舌质红,舌苔薄,脉弦数。故本题选A。

100.解析:胃痛脾胃虚寒证的治法是温中健脾,和胃止痛。疏肝解郁,理气止痛是肝气犯胃证的治法。消食导滞,和胃止痛是胃痛饮食伤胃的治法。温胃散寒,行气止痛是胃痛寒邪客胃证的治法。故本题选B。

106.解析:马钱子中毒初期出现头晕、头痛、烦躁不安、面部肌肉紧张、吞咽困难;进而伸肌与屈肌同时极度收缩,发生典型的士的宁惊厥、痉挛,甚至角弓反张,可因呼吸肌痉挛窒息或心力衰竭而死亡。故本题选B。

109.解析:肾阳虚衰证的症状是黎明前脐腹作痛,肠鸣即泻,泻后则安,完谷不化,腹部喜暖,形寒肢冷,腰膝酸软。舌淡苔白,脉沉细。寒湿内盛证的症状是泄泻清稀,甚则如水样,脘闷食少,腹痛肠鸣,或兼见外感风寒,恶寒,发热,头痛,肢体酸痛。舌苔白或白腻,脉濡缓。湿热伤中证的症状是泄泻腹痛,泻下急迫,势如水注,或泻而不爽,粪色黄褐,气味臭秽,肛门灼热,烦热口渴,小便短黄。舌质红,苔黄腻,脉滑数或濡数。食滞肠胃证的症状是腹痛肠鸣,泻下粪便臭如败卵,泻后痛减,泻下伴有不消化食物,脘腹胀满,嗳腐吞酸,不思饮食。舌淡红,苔垢浊或厚腻,脉滑实。肝气乘脾证的症状是腹痛而泻,腹中雷鸣,攻窜作痛,矢气频作,每因抑郁恼怒或情绪紧张之时而泻,素有胸胁胀闷,嗳气食少。舌质淡,脉弦。故本题选E。

111.解析:前记包括医疗机构名称、费别、患者姓名、性别、年龄、门诊或住院病历号、科别或病区和床位号、中医临床诊断及开具日期等,并可添列特殊要求的项目。故本题选 ABCE。

113.解析:常用的康复疗法有药物康复和康复器械辅助疗法、针灸推拿气功康复法、体育娱乐康复法、自然康复法。故本题选 ABCDE。

116.解析:测定饮片含水量的方法很多,主要有烘干法、甲苯法、减压干燥法、气相色谱法等。故本题选 ABCE。

118.解析:对大多数患者可采用柜台式面对面咨询的方式;但对某些特殊患者应单设一个比较隐蔽的咨询环境,以便为特殊患者(如计划生育、妇产科、泌尿科、皮肤性病科患者)咨询,使患者放心、大胆地提出问题。故本题选 ABCE。

押题秘卷(五)答案

1. C	2. D	3. C	4. D	5. B	6. A	7. D	8. E	9. D	10. C
11. B	12. C	13. C	14. B	15. A	16. E	17. A	18. C	19. C	20. A
21. C	22. C	23. C	24. B	25. C	26. A	27. D	28. A	29. A	30. D
31. D	32. A	33. C	34. D	35. D	36. C	37. B	38. D	39. D	40. D
41. A	42. B	43. C	44. E	45. B	46. D	47. A	48. A	49. B	50. D
51. B	52. C	53. E	54. A	55. C	56. E	57. E	58. C	59. E	60. C
61. B	62. A	63. E	64. B	65. A	66. E	67. D	68. B	69. E	70. C
71. D	72. B	73. B	74. C	75. D	76. B	77. A	78. D	79. B	80. D
81. B	82. E	83. A	84. A	85. B	86. A	87. B	88. E	89. B	90. D
91. C	92. A	93. B	94. E	95. D	96. D	97. C	98. C	99. C	100. A
101. E	102. A	103. C	104. A	105. A	106. D	107. E	108. D	109. A	110. B

111. ABCD 112. ABDE 113. ACD 114. CD 115. AD
116. ABCDE 117. ABCE 118. ABCD 119. ABCDE 120. CD

押题秘卷(五)解析

1. 解析:心在液为汗。肺在液为涕。脾在液为涎。肝在液为泪。肾在液为唾。故本题选C。

2. 解析:发为血之余。脑为髓之海。齿为骨之余。爪为筋之余。故本题选D。

3. 解析:迟脉主寒证。主表证的为浮脉。主里证的为沉脉。主热证的为数脉。主虚证的为虚脉、细脉。故本题选C。

5. 解析:汗证之邪热郁蒸证可见蒸蒸汗出,汗黏,易使衣服黄染,面赤烘热,烦躁,口苦,小便色黄。舌苔薄黄,脉弦。常用中成药为龙胆泻肝丸。故本题选B。

6. 解析:消渴之阴阳两虚证可见小便频数,甚则饮一溲一,咽干舌燥,面容憔悴,耳轮干枯,腰膝酸软,畏寒肢冷。舌淡,苔白少津,脉沉细无力。故本题选A。

7. 解析:5R原则,即确保正确的病人、正确的药物、正确的剂量、正确的途径、正确的给药时间。故本题选D。

8. 解析:熟练地掌握中医药理论和基本知识,是合理用药的先决条件。倘若对中医药学不熟悉或掌握甚少,用药就失去了根基,就不能真正做到用药合理。故本题选E。

11. 解析:长期服用朱砂、雄黄等中药,即可导致汞、砷等重金属蓄积中毒,出现恶心、呕吐、腹痛腹泻等胃肠道症状及血尿、蛋白尿等肾损害。故本题选B。

12. 解析:蓖麻毒素对细胞毒性作用的机制有抑制蛋白合成;蓖麻毒素诱导体内单核细胞、淋巴样细胞分泌肿瘤坏死因子(TNF-α)、白细胞介素(IL-1、IL-6),引起组织坏死样出血;脂质过氧化损伤作用;细胞凋亡。故本题选C。

13. 解析:淋证是指以小便频数短涩,淋沥刺痛,小腹拘急隐痛为主症的病证。故本题选C。

14. 解析:二陈丸燥湿化痰为主药,治疗湿痰咳嗽;而脾为生痰之源,辅以平胃散同用,燥湿健脾,可明显增强二陈丸燥湿化痰之功。故本题选B。

15. 解析:热淋可见小便频数短涩,灼热刺痛,尿色黄赤,少腹拘急胀痛,或有寒热,恶心、呕吐,或腰痛拒按,或大便秘结。舌质红,苔黄腻,脉滑数。治法为清热利湿通淋。故本题选A。

16. 解析:尿中出现血红蛋白是血管内溶血的证据之一,因此尿Hb测定有助于血管内溶血疾病的诊断。故本题选E。

17. 解析:西医学的泌尿系感染、尿路结石、前列腺炎、尿道综合征等病,具有淋证表现特征者,可参考淋证内容辨证论治。根据患者症状可诊断为泌尿系统感染。故本题选A。

19. 解析:中成药之间的配伍应用为明清以来的历代医家广泛采用,如明代薛己用补中益气丸、六味地黄丸合用治疗气阴不足;清代叶天士用大补阴丸、水陆二仙丹、牡蛎金樱膏配伍同用治疗阴虚火旺、淋浊、早泄。故本题选C。

21. 解析:癃闭膀胱湿热证可见小便点滴不通,或量极少而短赤灼热,小腹胀满,口苦口黏,或口渴不欲饮,或大便不畅。舌质红,苔黄腻,脉数。治法为清利湿热,通利小便。故本题选C。

22. 解析:附子理中丸与四神丸合用,可以增强温肾运脾、涩肠止泻的功效,治疗脾肾阳虚之五更泄泻。故本题选C。

26. 解析:以乌鸡白凤丸为主药治疗妇女气血不足、月经失调,辅以香砂六君丸,以开气血生化之源,增强主药的养血调经之功。故本题选A。

28. 解析:二便不通,阳实水肿,可用峻下通水的舟车丸,为使峻下而不伤正气,常配合四君子丸同用。故本题选A。

30. 解析:有些中成药之间的配伍应用是因为部分疾病的治疗必须采用不同治疗方法。如咽喉肿痛,可内服六神丸,外用冰硼散吹喉,共奏清热解毒、消肿利咽之效。故本题选D。

31. 解析:霉菌在潮湿的环境下,遇到适宜的温度(20~35℃),即可萌发菌丝,并分泌酵素,侵蚀饮片组织内部,使其腐烂变质。故本题选D。

32. 解析:蒙药的传统剂型包括汤剂、散剂、丸剂、膏剂、灰剂、油剂。故本题选A。

33. 解析:保留导尿管病人,应经常保持会阴部卫生,鼓励病人多饮水,保证病人每日尿量在

2500mL以上，且宜每4小时开放一次。故本题选C。

34.解析:水肿之水湿浸渍证可见全身水肿,下肢明显,按之没指,小便短少,身体困重,胸闷,纳呆,泛恶。苔白腻,脉沉缓。起病缓慢,病程较长。故本题选D。

37.解析:水肿肾阳衰微见水肿反复消长不已,面浮身肿,腰以下甚,按之凹陷不起,尿量减少,腰酸冷痛,四肢厥冷,怯寒神疲,面色白。舌质淡胖,苔白,脉沉细或沉迟无力。中成药可选择肾炎舒颗粒。故本题选B。

39.解析:贮存药品相对湿度为35%～75%。储存药品应当按照要求采取避光、遮光、通风、防潮、防虫、防鼠等措施。特殊管理的药品应当按照国家有关规定储存。故本题选D。

[41～43]解析:不寐肝火扰心的症状是不寐多梦,甚则彻夜不眠,急躁易怒,伴头晕头胀,目赤耳鸣,口干而苦,不思饮食,便秘溲赤。舌红苔黄,脉弦而数。故41题选A。不寐痰热扰心证的症状是心烦不寐,胸闷脘痞,泛恶嗳气,伴口苦,头重,目眩。舌质偏红,苔黄腻,脉滑数。故42题选B。不寐心脾两虚证的症状是不易入睡,多梦易醒,心悸健忘,神疲食少,伴头晕目眩,四肢倦怠,腹胀便溏,面色少华。舌淡苔薄,脉细无力。故43题选C。不寐心肾不交证的症状是心烦不寐,入睡困难,心悸多梦,伴头晕耳鸣,腰膝酸软,潮热盗汗,五心烦热,咽干少津,男子遗精,女子月经不调。舌红少苔,脉细数。不寐心胆气虚证的症状是虚烦不眠,触事易惊,终日惕惕,胆怯心悸,伴气短自汗,倦怠乏力。舌淡,脉弦细。

[44～45]解析:发稀疏易落,或干枯不荣,多为精血不足之证;突然出现片状脱发,多属血虚受风;年少落发,不属于肾虚,便属于血热。青年白发,无其他病象者不属病态,头发的质和色与家族遗传也有直接相关。故44题选E,45题选B。

[51～53]解析:治疗不寐肝火扰心证的方剂是龙胆泻肝汤。故51题选B。治疗不寐痰热扰心证的方剂是黄连温胆汤。故52题选C。治疗不寐心脾两虚证的方剂是归脾汤。故53题选E。治疗不寐心肾不交证的方剂是六味地黄丸。治疗不寐心胆气虚证的方剂是安神定志丸。

[54～56]解析:老年人使用某些中药要酌情减量。如阿胶、熟地、玄参等质厚滋腻,易滞胃脘;甘草、大枣、炙黄芪甘味过重,使人气壅中满;黄芩、黄连、黄柏苦寒燥湿,易伤脾阳;川芎耗气、红花破血。以上药物用量均不宜过大。故54题选A,55题选C,56题选E。

[59～60]解析:十全大补汤、补中益气汤、小柴胡汤等与西药抗肿瘤药联用,可以提高疗效。故59题选E。清肺汤、竹叶石膏汤、竹茹温胆汤、六味地黄丸等与抗生素类药联用,有增强抗生素治疗呼吸系统反复感染效果的作用。故60题选C。

[64～66]解析:平时易感冒、多汗,属于气虚的患儿,可服用补气固表的黄芪、太子参、白术等。故64题选B。体虚夹湿热,而有口臭、便秘、舌苔黄腻的患儿应先用清热除湿的藿香、黄芩、黄连、薏苡仁、陈皮等,使热清湿化,然后再调补中药。故65题选A。有些小儿生长发育迟缓、尿频、面色苍白、舌胖,属于肾虚,宜用补肾的补骨脂、菟丝子、肉苁蓉、熟地等。故66题选E。

[70～72]解析:常山忌葱;地黄、首乌忌葱、蒜、白萝卜;人参忌白萝卜;薄荷忌鳖肉;茯苓忌醋;鳖甲忌苋菜;蜜忌生葱。故70题选C,71题选D,72题选B。

[76～77]解析:寒性病服温热药时要忌生冷食物;热性病服寒凉药时要忌食辛辣食物。服镇静安神药时,忌食辛辣、酒、浓茶等刺激和兴奋中枢神经的食物。服人参等滋补药时要忌饮茶,高热患者忌食油腻。故76题选B,77题选A。

[80～81]解析:若嗜食寒凉或温热,可导致人体的阴阳失调,发生某些病变。故80题选D。过饱是指饮食太多,或暴饮暴食,超过脾胃之消化能力,则会损伤脾胃之气。故81题选B。过饥是指不能按时进食,或长期进食不足,以致气血化生无源,气血得不到足够补充,日久即可导致脏腑功能衰弱而为病,或因正气不足,抗病无力,继发他病。饮食不节可引起胃肠疾病和肠道寄生虫病。如果长期嗜好而多食某种味道的食物,不食或少食某些味道的食物,就会使五脏功能偏盛或偏衰,也可使某些营养缺乏而发生疾病。

[82～83]解析:体虚多汗者,忌用发汗药,以免加重出汗而伤阴津;阳虚里寒者,忌用寒凉药,以免

再伤阳生寒;阴虚内热者,慎用苦寒清热药,以免苦燥伤阴;阴虚津亏者,忌用淡渗利湿药,以免加重津液的耗伤。故82题选E,83题选A。

[86~87]解析:外观性状相似的饮片,尤其是外观性状相似但功效不同的饮片,不宜排列在一起。如蒲黄与海金沙,杏仁与桃仁。故86题选A,87题选B。

91.解析:不寐心脾两虚证的症状为不易入睡,多梦易醒,心悸健忘,神疲食少,伴头晕目眩,四肢倦怠,腹胀便溏,面色少华。舌淡苔薄,脉细无力。不寐肝火扰心证的症状是不寐多梦,甚则彻夜不眠,急躁易怒,伴头晕目胀,目赤耳鸣,口干而苦,不思饮食,便秘溲赤。舌红苔黄,脉弦而数。不寐痰热扰心证的症状是心烦不寐,胸闷脘痞,泛恶嗳气,伴口苦,头重,目眩。舌质偏红,苔黄腻,脉滑数。不寐心肾不交证的症状是心烦不寐,入睡困难,心悸多梦,伴头晕耳鸣,腰膝酸软,潮热盗汗,五心烦热,咽干少津,男子遗精,女子月经不调。舌红少苔,脉细数。不寐心胆气虚证的症状是虚烦不寐,触事易惊,终日惕惕,胆怯心悸,伴气短自汗,倦怠乏力。舌淡,脉弦细。故本题选C。

96.解析:痔的证型有风伤肠络证、湿热下注证、气滞血瘀证、脾虚气陷证。痔脾虚气陷证的治法为补气升提举陷。清热凉血祛风为痔风伤肠络证的治法。理气祛风活血为痔气滞血瘀证的治法。清热利湿止血为痔湿热下注证的治法。故本题选D。

97.解析:内痔脾虚气陷证的基础方剂是补中益气汤。脏连丸为痔湿热下注证的基础方剂。凉血地黄汤为痔风伤肠络证的基础方剂。止痛如神汤为痔气滞血瘀证的基础方剂。启阳娱心丹为阳痿惊恐伤肾证的基础方剂。故本题选C。

100.解析:根据患者症状,该患者可诊断为绝经前后诸证。证型有阴虚火旺证、肝郁脾虚证和脾肾阳虚证。阴虚火旺证的症状为绝经前后,月经紊乱,心烦易怒,懊憹不安,坐卧不宁,哭笑无常,夜卧多梦善惊,口干渴饮,尿黄便燥。舌质红,苔薄黄,脉弦细而数。肝郁肾虚证的症状为经断前后,阵发性烘热汗出,腰膝酸软,烦躁易怒,情绪异常,头晕耳鸣,乳房胀痛,月经紊乱,或胸闷太息。舌淡红或偏暗,苔薄白,脉弦细。脾肾阳虚证的症状是经

断前后,腰脊冷痛,肢软无力,神疲体倦,或浮肿便溏,或纳差腹胀,或带下量多,色白清稀,甚者畏寒肢冷,面色㿠白。舌淡嫩,苔白润,脉细弱无力。故本题选A。

103.解析:咳嗽风寒袭肺证的症状为咳嗽声重,气急,咽痒,咳痰稀薄色白,常伴鼻塞,流清涕,头痛,肢体酸楚,或见恶寒、发热、无汗等风寒表证。舌苔薄白,脉浮或浮紧。风热犯肺证的症状为咳嗽频剧,气粗,或咳声嘎哑,咳痰不爽,痰黏稠或稠黄,喉燥咽痛,口渴,鼻流黄涕,头痛,肢楚,恶风身热。舌边尖红,苔薄黄,脉浮数。风燥伤肺证的症状为干咳,连声作呛,咽痒,咽喉干痛,唇鼻干燥,口干,无痰或痰少而黏,不易咳出,或痰中带血丝,初起或伴鼻塞、头痛、微寒、身热。舌质红而少津,苔薄白或薄黄,脉浮数。痰湿蕴肺证的症状为咳嗽反复发作,咳声重浊,痰黏腻,或稠厚成块,痰多易咳,早晨或食后咳甚痰多,进甘甜油腻物加重,胸闷脘痞,呕恶,食少,体倦,大便时溏。舌苔白腻,脉滑。痰热郁肺证的症状为咳嗽,气息粗促,或喉中有痰声,痰多,质黏稠色黄,或有腥味,难咳,胸胁胀满,或咳时引痛,面赤,或有身热,口干而黏,欲饮水。舌红,苔黄腻,脉滑数。故本题选C。

107.解析:六神丸、六应丸、喉症丸、梅花点舌丸、麝香保心丸、麝香通心滴丸等含有蟾酥。天王补心丸为含朱砂、轻粉、红粉的中成药。九分散为含马钱子的中成药。小活络丸含有的毒性药物为川乌、草乌。追风丸含有的毒性药物为乌头和雄黄。故本题选E。

110.解析:喘证痰热壅肺证的基础方剂是桑白皮汤。麻黄汤为喘证风寒闭肺证的基础方剂。二陈汤合三子养亲汤为咳嗽痰浊阻肺证的基础方剂。苏子降气汤合三子养亲汤为肺胀痰浊阻肺证的基础方剂。沙参麦冬汤为咳嗽肺阴亏耗证的基础方剂。故本题选B。

112.解析:老年人因各脏器的组织结构和生理功能都有不同程度的退行性改变,因而影响了药物在体内的吸收、分布、代谢和排泄过程。主要表现为细胞数减少、细胞内水分减少、组织局部血液灌流量减少、总蛋白减少等"四少"现象。故本题选ABDE。

114.解析:劳淋可见小便不甚赤涩,溺痛不甚,

但淋漓不已,时作时止,遇劳即发,腰膝酸软,神疲乏力,病程缠绵。舌质淡,脉细弱。宜选用的中成药有前列回春胶囊、男康片。故本题选CD。

116.解析:贵细药品不能存放在一般的药斗内,应设专柜存放,由专人管理,每天清点账物。如牛黄、麝香、西红花、人参、西洋参、羚羊角、鹿茸、珍珠、冬虫夏草、海龙、海马等。故本题选ABCDE。

118.解析:通过ADR的咨询服务,有益于提高医师合理用药的意识和能力,为上市新药评审和注册提供依据,为药物经济学评价提供理论参数,为药物流行病学的调研及国家药品分类管理提供参考资料,为公正解决医患纠纷提供科学的论证指导。故本题选ABCD。

押题秘卷（六）答案

1. D	2. D	3. B	4. A	5. B	6. D	7. B	8. E	9. D	10. D
11. C	12. C	13. E	14. E	15. A	16. C	17. B	18. A	19. E	20. A
21. A	22. C	23. A	24. E	25. C	26. B	27. A	28. D	29. A	30. B
31. B	32. A	33. B	34. B	35. C	36. B	37. A	38. C	39. A	40. D
41. E	42. B	43. C	44. E	45. B	46. B	47. C	48. C	49. D	50. E
51. A	52. C	53. B	54. D	55. C	56. B	57. B	58. D	59. C	60. B
61. C	62. D	63. E	64. B	65. D	66. E	67. D	68. C	69. A	70. A
71. B	72. C	73. C	74. D	75. A	76. C	77. E	78. A	79. B	80. C
81. A	82. E	83. A	84. C	85. A	86. A	87. B	88. E	89. B	90. D
91. B	92. B	93. E	94. C	95. A	96. A	97. A	98. B	99. A	100. D
101. A	102. A	103. C	104. A	105. D	106. B	107. B	108. C	109. B	110. D

111. ABCDE　　112. ABD　　113. ACD　　114. AC　　115. ABCE
116. ABCDE　　117. ABCDE　　118. ABCDE　　119. ABCDE　　120. ACE

押题秘卷(六)解析

1.解析:劳神过度是指思虑太过,劳伤心脾而言。脾主运化,在志为思,心主血而藏神,所以思虑劳神过度,则耗伤心血,损伤脾气,可出现心神失养的心悸、健忘、失眠、多梦,以及脾失健运的纳呆、腹胀、便溏等症。故本题选D。

2.解析:病理产物性病因,是继发于其他病变过程而产生的病理产物,这些病理产物形成之后,又作为致病因素作用于人体,干扰机体的正常功能,不仅可以加重原有病情,还可引起新的病变发生,又称"继发性病因"。主要包括痰饮、瘀血、结石等。疠气和六淫属于外感病因。七情和劳逸属于内伤病因。故本题选D。

3.解析:淡白舌主虚寒证,为阳气虚弱、气血不足之象。红舌主热证。绛舌主内热深重。紫舌主病有寒热之分,绛紫色深,干枯少津,多系邪热炽盛、阴液两伤、血气壅滞不畅之象;淡紫或青紫湿润,多因阴寒内盛、血脉瘀滞所致。舌上有紫色斑点,称为瘀斑或瘀点,多为血瘀之象。裂纹舌,多由阴液亏损不能荣润舌面所致。故本题选B。

4.解析:阳水者,可给予清热利水之品,如赤小豆、冬瓜等;阴水者,宜食用富于营养,如黑豆、山药等。故本题选A。

5.解析:寒湿腰痛可见腰部冷痛重着,转侧不利,逐渐加重,静卧疼痛不减,寒冷和阴雨天加重。舌质淡,苔白腻,脉沉而迟缓。基础方剂:甘姜苓术汤。故本题选B。

6.解析:心脾两虚证可见情绪不宁,多思善疑,头晕神疲,心悸胆怯,失眠健忘,食少纳呆,面色不华。舌质淡,苔薄白,脉细。治疗首选归脾汤加减。故本题选D。

7.解析:砷对机体的毒性作用是多方面的,首先危害神经细胞,使中枢神经中毒,产生一系列中毒症状,并直接影响毛细血管通透性,也可使血管舒缩中枢麻痹而导致毛细血管扩张,并可引起肝、肾、脾、心脏等器官的脂肪变性和坏死。故本题选B。

8.解析:脉君安片可平肝息风,解肌止痛,用于高血压、失眠心悸、冠心病等疾病。含西药成分为氢氯噻嗪。故本题选E。

9.解析:含油脂多的饮片,内部油脂易于溢出表面而造成走油现象。一般可分为两种,一种为含挥发油的饮片,其泛油是因挥发油在一定的外界条件下加速外移聚集,随后在外界作用下形成泛油变质,如当归、苍术等;另一种为含脂肪油的饮片,其泛油是因其中的脂肪酸变为游离脂肪酸后才会溢出表面,随后在外界作用下分解、腐败,发生变质,如柏子仁、桃仁、杏仁等。另外,含糖量多的饮片,常因受潮造成返软而"走油",如牛膝、麦冬、天冬、熟地、黄精等。故本题选D。

12.解析:用药错误防范策略包括强制功能和约束、自动化和信息化、标准化和协议、项目清单和复核系统、教育/信息。故本题选C。

14.解析:长期大量使用对乙酰氨基酚,尤其是肾功能低下时,可出现肾绞痛或急性肾功能衰竭、少尿、尿毒症。若与肝药酶诱导剂尤其是巴比妥类并用时,发生肝脏毒性反应的危险增加。肝肾功能不全的患者应慎用,有增加肝脏、肾脏毒性的危险。故本题选E。

15.解析:心悸气短,头晕目眩,面色无华,倦怠乏力,纳呆食少,舌淡红,脉细弱。属于心悸心脾两虚证。故本题选A。

17.解析:根据患者的临床表现可辨证为胁痛之肝郁气滞证。治疗选用的基础方剂为柴胡疏肝散加减。故本题选B。

21.解析:肾精不足证的症状为眩晕日久不愈,精神萎靡,两目干涩,视力减退,腰膝酸软,或遗精滑泄,耳鸣齿摇,颧红咽干,五心烦热。舌红少苔,脉细数。故本题选A。

23.解析:采用不同的方法炮制中药,可获得不同作用和疗效。医师根据医疗需要,提出不同的炮制要求。如酒蒸大黄,能缓和其泻下作用;蜜炙麻黄,能缓和其辛散之性,增强其止咳平喘功效;炒山药,能增强其健脾止泻作用。故本题选A。

26.解析:含麻黄的中成药忌与扩张冠脉的中成药如速效救心丸、山海丹、活心丹、心宝丸、益心丸、滋心阴液、补心气液等联用。故本题选B。

28. 解析:药材的质量与采收季节、贮藏养护密切相关,医师处方对此也有不同要求。如绵茵陈(质嫩)、陈香橼、陈佛手、陈皮、嫩桂枝、鲜芦根、鲜茅根、霜桑叶等。故本题选 D。

33. 解析:泄泻湿热伤中证症状为泄泻腹痛,泻下急迫,势如水注,或泻而不爽,粪色黄褐,气味臭秽,肛门灼热,烦热口渴,小便短黄,舌质红,苔黄腻,脉滑数或濡数。故本题选 B。

34. 解析:郁证痰气郁结证可见精神抑郁,胸部闷塞,胁肋胀满,咽中如物梗塞,咽之不下,咯之不出。舌苔白腻,脉弦滑。故本题选 B。

37. 解析:遍体浮肿,皮肤绷急光亮,胸脘痞闷,烦热口渴,小便短赤,大便干结。舌红,苔黄腻,脉沉数。辨证为水肿的湿热壅盛证。故本题选 A。

[44~45]解析:若唇色淡白,多属气血两虚,色青紫,常为寒凝血瘀,色深红,则为热在营血。口唇糜烂,多由脾胃蕴热上蒸。故44题选 E,45题选 B。

[51~53]解析:泄泻食滞肠胃证的症状是腹痛肠鸣,泻下粪便臭如败卵,泻后痛减,泻下伴有不消化食物,脘腹胀满,嗳腐吞酸,不思饮食。舌苔垢浊或厚腻,脉滑。故 51 题选 A。泄泻脾胃虚弱证的症状是大便时溏时泻,迁延反复,食少,食后脘闷不适,稍进油腻之物,则便次明显增多,面色萎黄,肢倦乏力。舌质淡,苔薄白,脉细弱。故 52 题选 C。泄泻湿热伤中证的症状是泄泻腹痛,泻下急迫,势如水注,或泻而不爽,粪色黄褐,气味臭秽,肛门灼热,烦热口渴,小便短黄。舌质红,苔黄腻,脉滑数或濡数。故 53 题选 B。

[59~60]解析:炙甘草汤、加味逍遥散等与甲巯咪唑等联用,可使甲状腺功能亢进症的各种自觉症状减轻。故 59 题选 C。四逆汤与左旋甲状腺素联用,可使甲状腺功能减退症的临床症状迅速减轻。故 60 题选 B。

[64~66]解析:麝香保心丸与地高辛等强心类药物联合用药,会造成相同或相似功效的累加,产生拟似效应,诱发强心苷中毒,出现频发性早搏等心律失常等不良反应。故 64 题选 B。法莫替丁片为抗溃疡抗酸药,与含有多量黄酮类成分的银杏叶制剂同时服用可产生络合效应,形成螯合物,影响疗效。故 65 题选 D。患有糖尿病的心脑血管病患者用培元通脑胶囊、益心通脉颗粒、活血通脉片等

含有甘草、人参、鹿茸等成分的中成药,与降糖药二甲双胍、消渴丸、阿卡波糖和胰岛素产生拮抗作用,导致降糖效果降低。故66题选 E。

[67~69]解析:气随血脱证的临床表现,常见于大量出血的同时,见面色白,四肢厥冷,大汗淋漓,甚至晕厥,脉微细或弱等症。故 67 题选 D。气不摄血证的临床表现,常见出血的同时,见有气短,倦怠乏力,面色苍白,脉软弱细微、舌淡等气虚的症状。故 68 题选 C。气滞血瘀证的临床表现,常见胸胁胀满,走窜疼痛,性情急躁,并兼见痞块刺痛拒按,舌紫暗或有瘀斑等。妇女还可见月经闭止,或痛经、经色紫暗有块,乳房胀痛等症状。故 69 题选 A。

[73~75]解析:泄泻湿热伤中证宜清热燥湿,分利止泻。故 73 题选 C。泄泻食滞肠胃证宜消食导滞,和中止泻。故 74 题选 D。泄泻脾胃虚弱证宜健脾益气,化湿止泻。故 75 题选 A。泄泻脾肾虚衰证宜温肾健脾,固涩止泻。泄泻肝气乘脾证宜抑肝扶脾。

[76~77]解析:处方直接写药名(或炒或炙),需调配蜜炙品,如枇杷叶、马兜铃等;处方直接写药名(或炒或炙),需调配盐炙品,如补骨脂、益智仁等。故 76 题选 C,77 题选 E。

105. 解析:壮骨关节丸不良反应报告中,肝损害、胆汁淤积型肝炎例数有一定比例,结合患者出现转氨酶指标异常,肝炎病毒学标志物检测呈阴性。故本题选 D。

106. 解析:壮骨关节丸用药指导要求:30 天为一疗程,长期服用者每疗程间隔 10~20 天。故本题选 B。

111. 解析:贵细药品不能存放在一般的药斗内,应设专柜存放,由专人管理。如牛黄、麝香、西红花、人参、西洋参、羚羊角、鹿茸、珍珠、冬虫夏草、海龙、海马等。故本题选 ABCDE。

112. 解析:甘草 1~3g 能调和药性,5~15g 能益气养心,大量服用或小剂量长期使用,患者可出现水肿、低血钾、血压升高等。故本题选 ABD。

114. 解析:风湿痹康胶囊、痹痛宁胶囊用于寒湿阻络所致的痹证;四妙丸、湿热痹痛颗粒用于湿热阻络所致的痹证。故本题选 AC。